病院に見放された痛みの9割は整骨院で完治する

株式会社わ 代表取締役
とくなが整骨院 総院長
徳永 拓真

幻冬舎

まえがき

交通事故にあっても、泣き寝入りしないでほしい

厚生労働省の統計によると、２０１３年度の交通事故の負傷者数は、30年ぶりにピークを迎えた２００３年前後の１２０万人からは、減少傾向にあります。

しかしそれでも、80万人を超える人が、事故で負傷をしています。

これは、１件の交通事故に２人の関係者がいるとすると、人口が1億２０００万人の日本で、およそ80人に1人は事故にあっている計算になります。

しかも、交通事故というのは、一生に一度、あるかないかのできごとです。

毎年、違う人が事故にあっていると考えると、相当な数だということがわかるのではないでしょうか？

あなたのまわりでも、誰かしらが「事故にあった」という話を聞いたことがあるかもし

れません。

ところが、交通事故というのはめったにない体験なだけに、ほとんどの人が「正しい対処の仕方」を知りません。

そして、「ひき逃げされたから……」「保険に入っていないから」と、きちんとした処理や治療をせずに泣き寝入りをしています。

私は、この現実を歯がゆく思い、「どうにかしたい」と、いつも考えていました。

とくに整骨院を運営する、治療家の立場として「改善したい、しなければならない」と思っているのは、ケガをしたり、ダメージを受けたりしているのに我慢している、または、どうしたらよいのかわからずに、ほうっておいている人が、あまりにも多いということです。

残念ながら、治療家の先生たちでさえ、交通事故の治療が整骨院でもできる、そして、かなりの確率で、悩んでいる患者さんの役に立てることを知らない人が少なくありません。

この状況を少しでも変えようと考え、本書の執筆を決意したのです。

見た目は何ともなくても、身体はダメージを受けている

交通事故の症状で、圧倒的に多いのがむち打ちです。

でも、むち打ちは、見た目にケガや変化がないため「ちょっと、寝違えた」と同じ程度と考え、きちんとした治療をしない人が、かなりの割合でいます。

実際に事故を経験した治療家でさえ、「大丈夫だろう」と放置して、後遺症に苦しんだ経験を持つ人が少なくありません。

また、むち打ちの原因は、単に首が衝撃を受けただけではないことがよくあります。

腰や背中などが事故のショックでゆがみ、その影響が出ていることが多くあるため、全身をチェックして、根本から治さないと後遺症の可能性はなくなりません。

ですから私は、事故を経験した人は、被害者であれ、加害者であれ、必ず専門の治療院で治療を受けてほしいと思っています。

とくに加害者の方は、100%自分が悪くなくても「加害者だから……」と罪の意識を

感じ、治療を受けることを避けてしまう人がたくさんいます。

でも、交通事故には、被害と同じ件数だけの加害者がいます。その方たちが、自分の身体《からだ》のダメージを放置しているのを見逃すわけにはいきません。

私の運営する治療院には、「事故にあってから調子が悪い」と、10年以上経《た》ってから、我慢できずに通院される方があとを絶ちません。

また、最近の事故でも、湿布と痛み止めだけの治療のみで原因を解消しないため、いつまで経っても治らない人も、少なからずいるのです。

事故にあったら、見た目に問題がなくても、痛みが激しくなくても、必ずきちんとした専門の治療を受けてほしいのです。

保険をきちんと活用しよう

さらにもう一つ、この本でお伝えしたいことがあります。

それは保険の知識です。

皆さんは、なんとなく「もしものときのために……」と考え、最低でも自賠責保険には入っているでしょう。

でも、交通事故というのは、1つや2つのパターンにくくれるものではないため、どのケースでどう自賠責保険や任意保険が使えるか、理解していない人がほとんどです。

また、「そうなったら、保険会社の人に聞けばいいだろう」と思っていても、保険会社の担当だって、すべての状況で加入者のベストになる方法を知っているとは限りません。


加害者は保険を使えない。

相手が保険に入っていないから使えない。


これは、皆さんの思い込みです。

実際は、交通事故のあらゆるケースで保険を使うことができます。

私はこの事実を、交通事故にあったすべての人と、すべての治療家に知ってほしいのです。

交通事故にあったら「専門」の整骨院・接骨院に行こう

交通事故は、ほとんどの人にとって、めったに起きないことです。
だからこそ、「いざ」というときに、対処の仕方を間違い、事故のダメージを後々まで長引かせてほしくないのです。

本書でご紹介する治療家は全員、交通事故で起こった痛みや後遺症に苦しむ患者さんを治療した経験が豊富です。
また、交通事故にあったとき、どうすればいいかの知識もあわせて持っています。

私は、交通事故にあったときにやるべきことは、以下の3つであると考えています。

1）警察に連絡する
2）交通事故「専門」の整骨院・接骨院に行く

３）その後にどうすべきか、整形外科への受診・診断や治療や保険の請求も含めて、「専門」の整骨院・接骨院の先生に相談する

なぜ、初めに整形外科ではなく、交通事故「専門」の整骨院・接骨院に行くべきなのでしょうか。

一番の理由は、整形外科では、保険の知識がない場合が多いことです。保険について知らなければ、どうすれば、保険を活用して最良の治療が受けられるかがわからず、後遺症の可能性などを考慮せずに、その場で見える状態のみで診断してしまうからです。

次に、整形外科では、レントゲンなどを使い身体の診断はできますが、痛みや負傷がある部分しか、治療をしないことが多く、全体的な治療を受けることができない場合が少なからずあるからです。

交通事故にあうと、先に申し上げたように、気づかぬうちに、身体のあちこちにダメージを受けます。

そして、数日、長いと数週間経ってから、身体の不調が表面化することが少なくありません。

事故直後に「腰が痛い」からといって、腰だけを治療し、整形外科で診断書をもらうと、あとからほかの部分に不調が表れても、再び診断書をもらうことはできません。

すると、時間が経ってから出てきた症状には、保険を請求することができなくなってしまいます。

一方で、「専門」の整骨院・接骨院で事故にあったことを告げると、経験豊かな先生であれば必ず、全身をチェックします。

そして、事故の衝撃で受けた可能性がある不調は、すべて治療の範囲に含めるので、治らないうちに治療期間が終了してしまうことがなくなるのです。

さらに「専門」の整骨院・接骨院では、患者さんにとって、どうすれば一番早く回復できるかを、的確に判断しますから、整形外科で治療をしたほうがよい症状にかんしては、きちんとそのことを患者さんに伝えます。

また、交通事故「専門」の整骨院・接骨院を受診してほしいのにも理由があります。

最近、整骨院・接骨院で専門的な知識や治療を行っていないのにもかかわらず、「事故の患者さんが来ると儲《もう》かるから」という理由で、専門家の看板を掲げている悪質な治療院も多く存在します。

ほんとうに交通事故「専門」の整骨院・接骨院なのか、そうでないのか、見分ける方法があります。

悪質な治療院では、完治させることを目的としておらず、できるだけ長く通ってもらい治療院の売上げにしようと考えて、なかなか治療を終了させないということが往々にしてあります。

その逆に、ほんとうに患者さんのことを考えた、交通事故「専門」の治療院では、早期に症状を改善させることを目的として、どんなに長くても3～4カ月で完治させることがほとんどです。

また、治療を開始するときに、きちんとした計画を患者さんに提示します。

さらに、本書でご紹介する治療家は、事故後の事務的な処理や保険会社への請求などの知識も豊富ですから、どうすべきかのアドバイスも行うことができます。

交通事故にあうと、誰でもショックを受け、冷静に判断するのが難しくなりがちです。だからこそ、保険会社でも警察でも、事故の相手でもない、第三者の立場から、正しい知識をもとに助言をもらうことは、大きな心の支えになり、速やかに解決する糸口にもなります。

不運にも交通事故にあってしまったら、ぜひ、本書で紹介する、治療家たちに助けを求めてほしいと思います。

病院に見放された痛みの9割は整骨院で完治する

目次

保険の種類は主に2つ　021
「過失割合」による、保険の使い方　023
加害者パターン　024
被害者パターン　028

整骨院ベスト22

01
◆志知接骨院◆志知成司（志知接骨院 院長）
あなたのつらい気持ちを理解できるのは数多くのケガの体験から　034

02
◆さくら夙川接骨院◆木屋雅登（さくら夙川接骨院 院長）
交通事故などの外傷による骨盤矯正は、地域ナンバーワン！　040

03
◆株式会社A-1◆佐藤達也（株式会社A-1 代表取締役）／大木利之（土浦真鍋町整骨院 院長）
「ほんとうにあった！」紹介率、治癒率、リピート率、すべて9割以上の治療院
046

04
◆岸田整骨院◆岸田忠一（岸田整骨院 院長、三光町クリニック代表補佐、ケアマネージャー、登録販売者）
クリニック（整形外科・内科・皮膚科）を有する次世代型の整骨院グループ
052

05
◆くまのみ整骨院◆池田秀一（くまのみ整骨院 院長）
交通事故専門士が、治療や手続きに的確なアドバイスをする
058

06
◆あさぬま整骨院◆浅沼浩幸（あさぬま整骨院 院長）
適切なケアをすれば身体は必ず応えてくれる
064

07
◆薮野鍼灸接骨院◆薮野康雄（薮野鍼灸接骨院 院長）
むち打ちでつらい思いをした体験から治療だけではないサポートも
070

08
痛みのある身体から、痛みの出ない身体へ改善させる
◆スリジエ整骨院◆脇坂友和（スリジエ整骨院　院長）
076

09
一人ひとりの笑顔を大切にし、元気に動ける喜びを知ってほしい
◆メディカルアースClear◆古田貴志（メディカルアースClear　代表）
082

10
痛みや不調、「どうせ無理……」と、あきらめる前にご相談ください
◆元気堂鍼灸整骨院◆田中亮輔（元気堂鍼灸整骨院　院長）
088

11
交通事故被害者の救済活動から得た、知識、経験と実績が豊富！
◆おれんじ鍼灸接骨院◆瀬川潤（おれんじ鍼灸接骨院　院長）
094

12
岐阜で一番「楽笑《らくしょう》」が集まる整骨院！　痛みは楽楽《らくらく》に、顔は笑笑《にこにこ》に
◆集治整骨院◆集治慶次朗（集治整骨院　院長）
100

13 オリジナルの「ゆがみチェック法」で、身体のバランスを診断
◆たけし接骨院◆水之江健志（たけし接骨院 総院長） 106

14 交通事故の治療だけでなく、賠償のサポートなど悩みを1カ所で解決
◆都鍼灸接骨院◆間瀬博吉（都鍼灸接骨院 院長） 112

15 ソフトな手技で、交通事故により傷んだ身体と心を癒します
◆高畑駅前接骨院◆河原龍秀（高畑駅前接骨院 代表） 118

16 交通事故の後遺症を甘く見ないでしっかり治療してほしい
◆KARADA整骨院◆野中佑亮（KARADA整骨院 院長） 124

17 患者さんにとってもスタッフにとっても、理想の整骨院をつくる
◆とくなが整骨院 宗方院◆徳永拓真（株式会社わ 代表取締役、とくなが整骨院 総院長） 130

装丁　小松学（ZUGA）
DTP　美創
編集協力　塩尻朋子
吉田浩（株式会社 天才工場）

序章　保険の正しい知識

「こんなこともある」と覚えておいてほしい

交通事故は誰にとっても、頻繁に起こるものではありません。

ですから、不運にも事故にあってしまったときには、治療や事務手続きに関して、知識を持つプロに頼ることで、スムーズな解決につながります。

とはいえ、最低限「こういうふうに保険を使えば治療ができる」ということを知っていれば、「もしかしたら、自分の場合はこうかもしれない」と考えるきっかけになりますし、治療をせずに、黙って泣き寝入りすることがなくなるはずです。

これからお伝えすることを、すべて覚える必要はありません。

でも、万が一、交通事故にあってしまったとき、「こんなこともあったな」と、思い出してみていただければ、必ず役に立つはずです。

また本章では、とくに治療に関する保険の情報を集約していますから、「保険について知りたかった」「交通事故の治療に役立てたい」と考える、治療家の方々のためにも、わかりやすく参考になることは間違いありません。

保険の種類は主に2つ

最初に、交通事故には、物損事故という、ものを壊すだけでケガ人がいない事故と、人身事故という、ケガ人がいる事故があることを知っておいてください。

そして本章では主に、人身事故について、また、治療をするための保険についての説明をしていきます。

交通事故にあったとき、使える保険は主に2つあります。

1つ目は、一般的に「自賠責」と呼ばれる、自動車損害賠償責任保険。

これは車やバイクに乗る人が、必ず加入しなければならない国の制度で、人身事故だけに適用されます。

自賠責保険では、傷害を受けた、または死亡をした1人に対して、たとえば、傷害による損害であれば、支払い限度額120万円の範囲内で治療関係費、文書料、休業損害、慰謝料が、そして死亡による損害では、支払い限度額3000万円の範囲内で葬儀費、逸失利益、被害者本人および遺族への慰謝料が支払われます。

2つ目は任意保険です。

任意保険は、自賠責保険だけではまかなえない損害を補償するために、任意で加入する保険です。自賠責保険が補償しない、物損事故や自損事故、そして車が負った損傷を補償するもののほか、車に乗っていないときの事故を補償する人身障害、車に乗った人全員のケガなどの損害を補償する搭乗者傷害保険などもあります。

そのほかに、労災保険という、業務を行っているとき、または通勤途中で事故にあったときの補償をする保険も使うことができます。

ただし、自賠責保険と労災保険、そして任意保険と労災保険は同時に請求しても、調整されるので、すべてを使うことはできません。

また自賠責保険ではなく、労災保険の使用に当てはまるケースは、自賠責保険や任意保険に加入していない人が、通勤や業務中の事故でケガをしてしまったときなど、ごくまれな場合がほとんどです。

あまり少ない例まで解説すると、本書の目的とする交通事故の被害者の救済とずれる場合がありますので、そのほかの労災保険の詳しい活用法は、「専門」の整骨院・接骨院におたずねください。

「過失割合」による、保険の使い方

次に、多くの人が「保険が使えないから、治療ができないだろう……」と考える場合にどうすればよいか、「加害者だった場合」と「被害者だった場合」に分け、ご説明していきましょう。

説明する際に用いている、「過失割合」というのは、交通事故における、お互いの不注意の度合いを数字で表したもので、過去の判例などに照らし合わせて、一般的に決められています。

「過失割合」は、一般の方でも書籍やインターネットで紹介されているものを見ることができますが、あくまでも参考数字です。なぜなら、それぞれの事故の詳細な状況により異なりますので、通常、当事者が契約している、保険会社が個別に判断していくからです。

●加害者パターン

① 過失割合10：0

「完全に停止している車に突っ込んだ」「交差点で赤信号なのに進入した」など、あなたに完全に非があると判断された場合。

このときは、加入している自賠責保険は使えません。なぜなら自賠責保険とは、そもそも、被害にあった相手に対して支払うものだからです。

あなたの過失が10割だと、加害者がいないわけですから、加害者の自賠責保険が使えない、すなわち、あなたは、「首が痛い」「腰が痛い」といった症状が表れても、自賠責保険からの支払いは受けられないのです。

そんなときは、任意保険の「人身傷害保険」もしくは、「自損事故保険」と呼ばれる、自損事故に対応する保険を使うしかありません。こうした保険は、保険会社によって名称が異なりますので、保険の担当者に確認してください。

逆に、過失割合が10：0のとき以外は、「自損事故保険」、もしくは「人身障害保険」は使わないほうがいいとも言えます。

なぜなら、この2つの保険は、健康保険のみでの治療になる可能性が高く、治療の質や期間が十分でなくなることが多いからです。

また、あなたの過失が10割のときは、労災保険が適用されるかどうかの確認もしたほうがいいでしょう。

ちなみに運転席以外に乗っていた方の治療に関しては、自賠責保険を使って治療が可能です。

② 過失割合9：1、8：2、7：3

次に「一時停止の交差点で減速して進入したら、減速しないで通過しようとした車に衝突」「交差点を左折するときに、後ろから来るバイクを見ていなかったが、バイクも前を見ていなかった」など、あなたの過失が大きいけれど、相手にも過失がある場合をご説明しましょう。

こうした場合の多くは、あなたが加害者である割合が高いため、「自分の人身障害保険で治療をしてください」と言われることがほとんどです。

しかし、そこで言われるがままに、自分の人身障害保険を使ってはいけません。

なぜなら、相手にも過失が、たとえ1割でもある場合は、あなたも被害者になるからです。

ですから、相手の自賠責保険に「被害者請求」をします。

なぜ、自分の人身障害保険を使わないかの理由は、過失割合が10：0のところでご説明したように、健康保険での治療になることが多いため、満足いく治療が受けられない可能性が大いにあるからです。

ただし、傷害にかかわるもので、あなたの過失が9〜7割までの場合、支払い基準が2割減額となるため、96万円までとなることを覚えておいてください。

③ 過失割合6：4、5：5

「黄色信号で直進したら、同じく黄色信号で右折しようとした車と接触した」「交差点で、直進車と右折車が両方青信号で進み、右折車が大回りをしたため接触した」など、お互いに同じように過失があった場合。

傷害にかかわるもので、あなたの過失割合が6〜5割以下でしたら、自賠責保険の支払額は120万円になりますので、相手の自賠責保険に「被害者請求」をしてください。

●被害者パターン

次にあなたの過失割合が少ない「被害者」の場合を見ていきましょう。

④ 4：6、3：7、2：8、1：9

「黄色信号で直進したら、赤信号で横から来た車にぶつけられた」「直進していたら、30キロ以上のスピードオーバーで右折してきた車にぶつけられた」など、あなたが被害者の場合、基本的に相手が加入している保険の支払いを受け、身体が完治するまで通院が可能です。

ただしこの場合、加害者の入っている任意保険会社の対応が、あまりよくないという声も多く聞かれます。なぜなら、保険会社の立場としては、支払いを最小限に抑えたいという気持ちがあるからです。

そんなときは、自賠責保険に「被害者請求」をすると、スムーズにいくことがほとんどです。

⑤ ひき逃げされて、相手がわからない、もしくは相手は特定できたが、保険に入っていない場合

ここからは、被害にあったけれど、請求するところがわからないなどのケースを見ていきましょう。

まず、ひき逃げされてしまった、もしくは加害者が保険に入っていなかったときです。

この場合は「政府保障事業制度」という国の制度を使います。

これは、自賠責保険と同様に、国が賠償金を払ってくれるものです。

保障内容は基本的に自賠責保険による、保険金、損害賠償金の支払いと同じです。

「政府保障事業制度」を使う場合は、請求は、損害保険会社の全国各支店などの窓口で受

け付けします。

「政府保障事業制度」では、健康保険の範囲での治療になりますが、それぞれの状態を、交通事故「専門」の治療家に詳しく相談をして、できる限りの最善の治療法を提案してもらうとよいでしょう。

また、労災保険が適用される場合は、労災保険に請求をします。

⑥「人身事故証明書入手不能理由書」を提出する場合

「人身事故証明書入手不能理由書」は、物損事故として届けたあと、身体のどこかが痛みだしたり不調を感じたりしたとき、自賠責保険に対して、人身事故の証明書を入手できなかった正当な理由を報告するための書類です。

ですから、あなたが被害者であり、よくわからないうちに、相手に「物損で届けましょう」と言われて承諾してしまったあと、事故で身体がダメージを受けていたと気づいたときなどに使います。

また、ちょっと特殊な例ですが、あなたが交通事故の被害者であっても、加害者が友人や知り合いだった、もしくは職業ドライバーなどで、加害者交通違反の点数がついたり、刑事罰があったりすると差し障りがある場合など、心情的に物損事故として警察に届けたい場合があります。

そのときに、相手のことを思いやって物損として届けてしまうと、あなたの治療費を請求できなくなってしまいます。

そしてあとから「やっぱり、首が痛い」などとなったとき、物損事故として処理をしていると、治療費の請求ができなくなります。

そうしたときも「人身事故証明書入手不能理由書」を提出して、自賠責保険に請求します。

「人身事故証明書入手不能理由書」は、加害者の場合でも、相手の自賠責保険に提出して請求することができます。

ただし、過失割合が10割の場合を除きます。

このように、どんな場合でも、保険を有効に活用し、あなたが受けたダメージをしっかり治療する方法はあるのです。

ですから、治療院の先生はとくに、交通事故にあった患者さんが相談に来たら、

1）過失割合がどのくらいか
2）加害者なのか被害者なのか
3）警察に届け出ているのか
4）病院に行っているのか、診断書をもらっているか
5）詳しい事故の状況

をしっかりたずねて、どのパターンに当てはまるか判断し、保険を使って一刻も早く、身体を改善できるよう、導いてほしいのです。

整骨院ベスト22

01・志知接骨院（岐阜県）
02・さくら夙川接骨院（兵庫県）
03・株式会社A-1（千葉県）
04・岸田整骨院（埼玉県）
05・くまのみ整骨院（埼玉県）
06・あさぬま整骨院（千葉県）
07・藪野鍼灸接骨院（東京都）
08・スリジエ整骨院（東京都）
09・メディカルアース Clear（東京都）
10・元気堂鍼灸整骨院（静岡県）
11・おれんじ鍼灸接骨院（石川県）
12・集治整骨院（岐阜県）
13・たけし接骨院（愛知県）
14・都鍼灸接骨院（愛知県）
15・高畑駅前接骨院（愛知県）
16・KARADA 整骨院（福岡県）
17・とくなが整骨院 宗方院（大分県）
18・とくなが整骨院 明野院（大分県）
19・元気家整骨院（大分県）
20・たいよう整骨院（大分県）
21・熊本整骨院 元（熊本県）
22・沖縄アイリー整骨院（沖縄県）

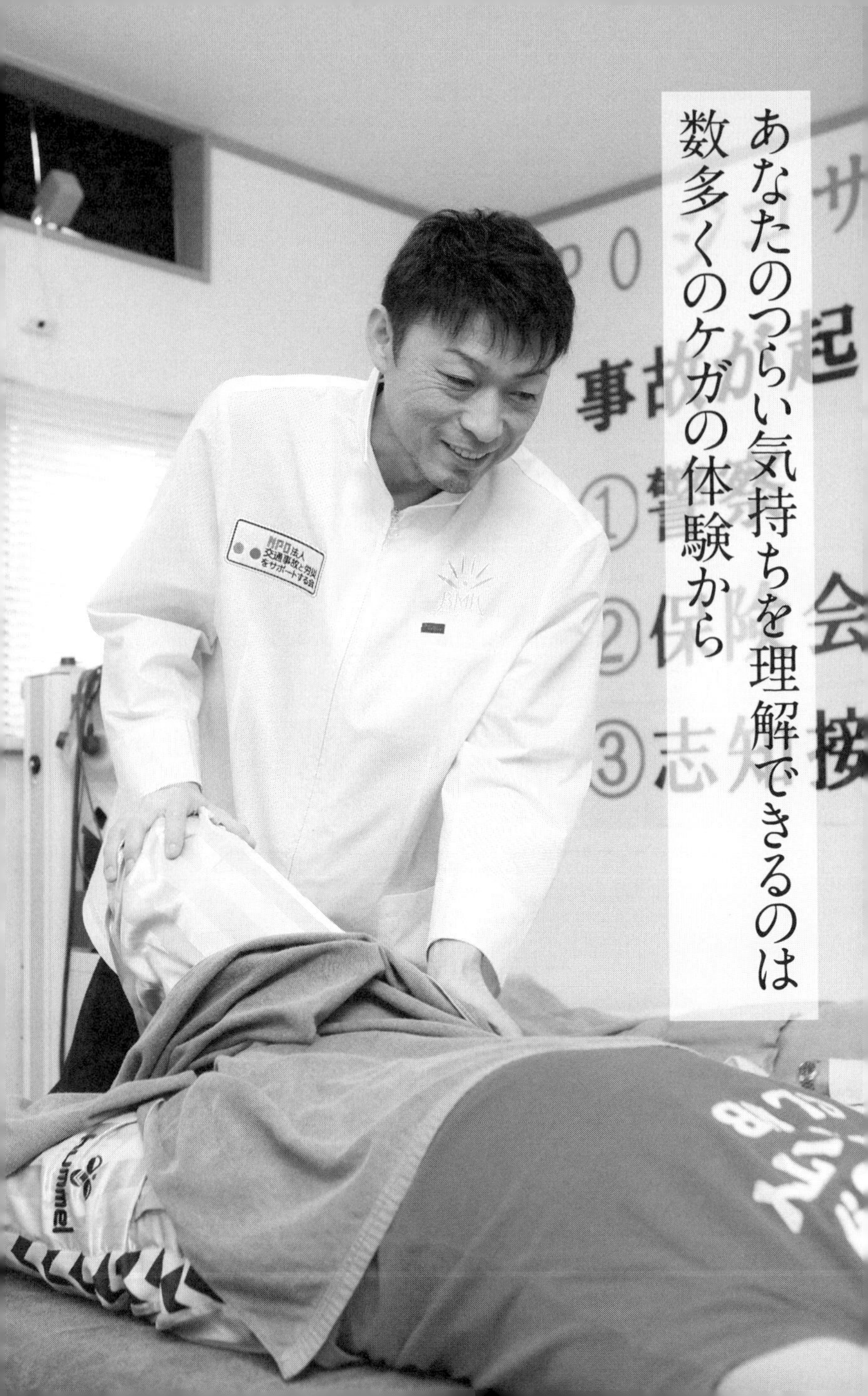

あなたのつらい気持ちを理解できるのは
数多くのケガの体験から

整骨院ベスト22 / 01・志知接骨院

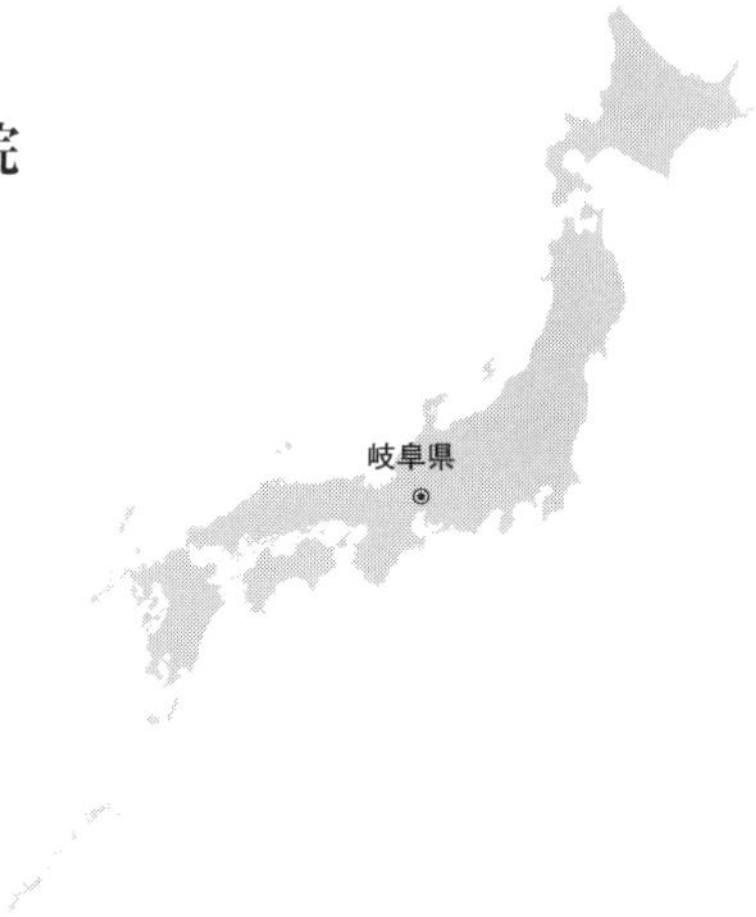

志知　成司

（しち・せいじ）

志知接骨院 院長

1965年6月生まれ。
高校卒業後、競輪選手になり、現役競技者であった22年の間、数えきれないほどのケガを体験。
同じようにケガや痛みで苦しむ人々を救い、笑顔を取り戻して、自分なりの充実した人生を歩んでほしいと、接骨院を開業。

連絡先

志知接骨院
〒501-6212　岐阜県羽島市正木町上大浦6-33
tel. 058-322-4562
fax. 058-322-4562
フリーダイヤル 0120-6262-71
URL http://shichi-sekkotsuin.jp/

診療時間

午前：8時半〜12時
午後：3時半〜8時
（土曜日は8時半〜13時）

休診日

毎週木曜日午後、土曜日13時以降、祝日。
（祝日は予約診療）

自分ほどケガの多い人生を歩んだ人間はいないのではないか

私は、22年間あまり競技生活を送っていたプロ競輪選手でした。その間、40回以上も落車をし、骨折を始めとして、腱板断裂《けんばんだんれつ》、むち打ち、椎間板ヘルニア、打撲、擦過傷など数多くのケガをしています。

これほどたくさんのケガを、自ら体験し、その痛みや心の苦しみがわかる治療家だからこそ、心と身体の悩みを抱える、患者さんに寄り添える治療院ができる。そう確信し、接骨院を開院しようと思ったのです。

競技者時代に経験した、数々の負傷のなかでも、とくにむち打ちの回数は多く、その度に克服してきた経験をもとに、治療技術を磨き、電気治療でよくなる技術を確立。

数多く来院される、交通事故の患者さんたちの支持を集めています。

交通事故の患者さんにはまずは1回笑ってもらう

交通事故にあわれた患者さんは、とても混乱しています。

自分の身体の心配をしなければならないときなのに、保険会社の言うことが理解できないと悩む、また、事故を起こした相手のことまで考えている人も少なくありません。

後ろからぶつけられているのに、「免許がなくなったら、困るのでは……」と思いやり、相手の保険会社に請求することをためらう人もいるのです。

当然、笑顔など浮かべる余裕すらありません。

そんな方には、「人身事故にしなくても、保険で治療できる方法はありますよ」と話して、安心してもらう。そして、そのケースであればどんなことが可能なのか、どうすれば、お互いにベストな状況になれるのか、あらゆる可能性を説明して、気持ちを落ち着けていただきます。

志知接骨院は「交通事故救済チーム岐阜羽島支部」を立ち上げて、こうして治療の相談だけでなく、保険や手続きなどの、交通事故を解決し、患者さんが回復するまでの、あらゆる面でサポートをしています。

そうして、不安を一つひとつ解消することで、患者さんはようやくほっとして笑顔を見せてくれるようになります。

私は「交通事故だけでなく、相談に来られた方には、帰るまでに必ず1回笑ってもらうこと」を、自分だけでなくスタッフにも徹底しています。

今ある症状だけでなく、予防医療を重視する

私は、接骨院を開いてからも、毎週のように新しい技術を学び歩き、日本ではまだ30人程度しか持っていない、「リミディアルマッサージ」という、オーストラリアの国家資格も取得するなど、症状を抱えるあらゆる患者さんすべてによくなってもらおうとしてきました。

しかし、その過程で気づいたのは、痛くなってから、つらくなってから、治療をするのではなく、もっと前に、そうならないように予防することが大事なのではないかということです。

日本の医療費が40兆円近くにもなり、さらに増加していくことが予想されているのは、「悪くなったら、病院に行く」という姿勢が定着しているからです。

また、日本は長寿国ですが、残念なことに平均寿命と健康寿命、すなわち、日常生活に

支障がなく暮らせる年齢に、10歳程度の差があります。

いつまでも元気で、やりたいことができる身体があってこその、長寿ではないでしょうか。ですから、具合が悪くなる前、どこかに痛みを感じる前に、健康であり続けるために、気を配ってほしいのです。90歳になっても、筋肉を鍛えることはできます。

身体を動かすことの大切さを知ってほしいと、私は全日本ノルディックウォーク連盟の公認指導員の資格も取り、地元の施設でボランティアとして教えています。

ノルディックウォークとは、スキーのストックのようなものを両手に持って歩くスポーツです。簡単そうに見えますが、全身の90％の筋肉を使って身体を鍛えます。

基礎体力アップになりますし、ダイエットやリハビリにも非常に効果的です。そして、スポーツ選手であれば、パフォーマンスアップにもつながります。

さまざまな方法を通して、まず羽島の患者さんと私たちのスタッフから、元気で豊かになってほしい。そして、その輪が岐阜県に広がり、さらに東海地方、日本、そして世界に届いて、世界中の人が笑顔になってくれたらと、心から願っています。

交通事故などの外傷による
骨盤矯正は、地域ナンバーワン！

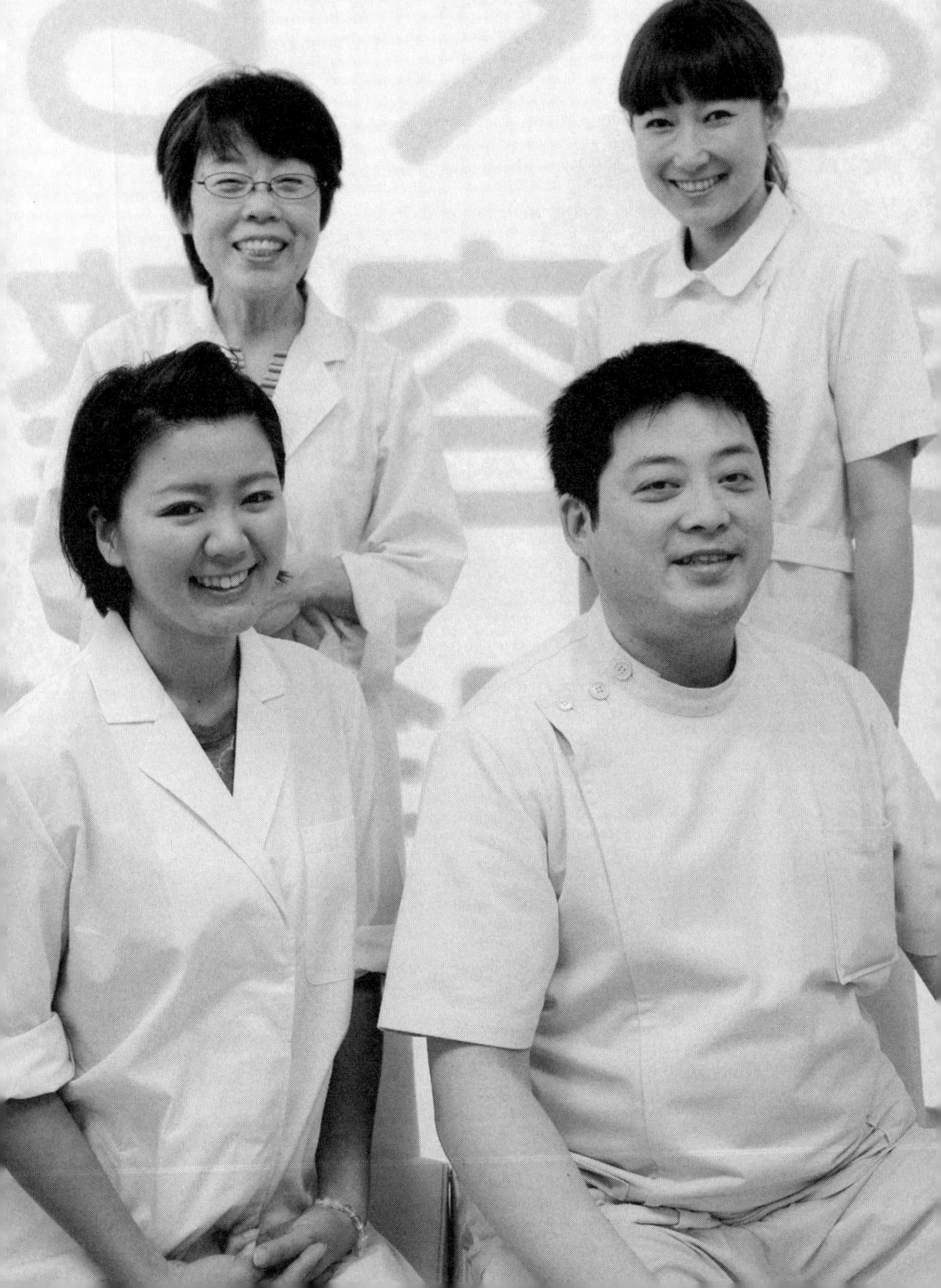

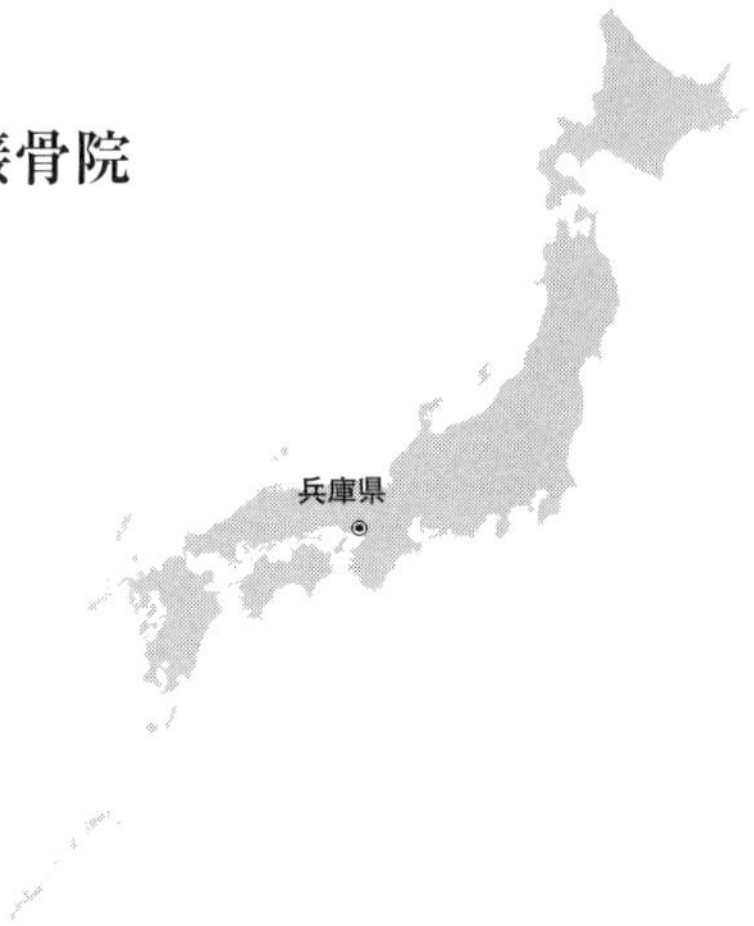

木屋 雅登

（きや・まさちか）

さくら夙川接骨院 院長

小学校から高校まで、突き指など、なにかと接骨院に通院する生活が続く。
そこでいつも、元気になった患者さんが、とてもいい笑顔で帰っていく様子を見て「自分もこんな仕事がしたい」と、治療家の道を進む。

連絡先

さくら夙川接骨院
〒662-0977　兵庫県西宮市神楽町4-14 フクモトビル201
tel. 0798-38-2760
fax. 0798-38-2761
URL http://s-shukugawa.com/

診療時間

午前：9時～12時
午後：5時～8時
（予約優先制、12時～17時は無痛整体〔完全予約制〕）

休診日

毎週日曜日、祝日。

交通事故の治療は最初が肝心です

おそらく、ほとんどの人は、一生に一度、あるかないかの交通事故。

事故にあったとき、なにをどうしたらいいのか、すぐに的確な判断を下すのは難しいかと思います。また、保険会社との交渉など、やるべきことがたくさんあるため、身体の治療を後回しにしがちです。

ところが、交通事故の症状には、さまざまな原因が重なり合い、根が深いものが多くあります。ですから、「ちょっと肩が痛い」「首に違和感がある」くらいだからと甘くみてほうっておくと、慢性化して治りにくくなってしまうのです。

交通事故の治療は、ケガをした直後が肝心です。

そこで、痛みがある場所だけでなく、あらゆる角度から身体の状態を確認し、根本から改善しておかないと、やっかいな症状を残し、なかなか治らなくなってしまいます。

また、患者さんの多くは、接骨院で交通事故の治療ができることを知りません。

接骨院は「ほねつぎ」であり、骨が折れたときに行くものというイメージが、まだ残っているようです。

現代の接骨院は、ねんざや打撲、そして骨折などのケガに加え、日常生活の習慣やクセから起こる、痛みや不調、そして交通事故で起こる、むち打ちや腰痛などに対しても、全身から原因を探って解消していくところなのです。

当院には、しっかりとした交通事故専門の治療メニューがあるため、病院などで痛み止めと湿布だけ出されて、改善しなかった患者さんが多く来られます。

また、事故専門のメニューでは、事故によって衝撃を受けた部分と、影響が及んだほかの身体のゆがみをなくし、自己回復力を高めますので、「事故にあう前よりも元気になった」という方も、いらっしゃいました。

私たちは、交通事故に関する知識と経験を豊富に持ち、さらに、交通事故に特化した、専門のスタッフもおりますので、身体のことだけでなく、保険の内容などもアドバイスすることが可能です。

また、事故の内容次第では、当院の顧問弁護士を紹介し、被害者の方の弁護士特約を使ったサポートが受けられることもあります。

心もあわせて元気にしてあげると治りが早い

当院は、ビルの2階にあるため、落ち着いてゆっくりと話ができるせいか、日頃の悩みを打ち明けてくださる患者さんも多くおられます。

「痛み」というのは、ぶつけたり、ひねったりした、身体だけの症状ではありません。話を聞いてくれる人がいて、心にたまったものを出すだけで、痛みが軽くなることも大いにあるのです。

また、精神的なストレスが身体をゆがませているケースも少なくありません。治療の効果を高めるためには、心も元気にしてあげなければならないのです。

また逆に、身体が元気になると、徐々に気持ちがほぐれていくこともあります。

とくに、交通事故にあわれた方は、身体のダメージに加え、ショックを受けた心の傷も深い方が多いように思います。

ですから、いつも、心と身体、両方を考え、肉体的、精神的な支えになれる治療を心がけています。

一人でも多くの患者さんを救いたい

私は、小学生のころから突き指や骨折などのケガが多く、近くにあった接骨院に通っていました。高校生のときにはぎっくり腰も経験。その接骨院には、ずいぶんとお世話になったのです。

そして、その先生の、患者さんに対する姿勢やホスピタリティ、ほんとうに一人でも多くの人を健康にしたいという情熱にうたれ、自分も人の役に立ちたいと、この仕事を選んだのです。

その先生のもとで13年修業したあとに独立。

先生はいつも「人材を育成して世に出し、一人でも多くの患者を救いたい！」とおっしゃっていました。

今では私も、この言葉を目標に、皆さまから必要とされ望まれ、世の中に役立つ治療院、そして人材育成を目指して、日夜尽力しているのです。

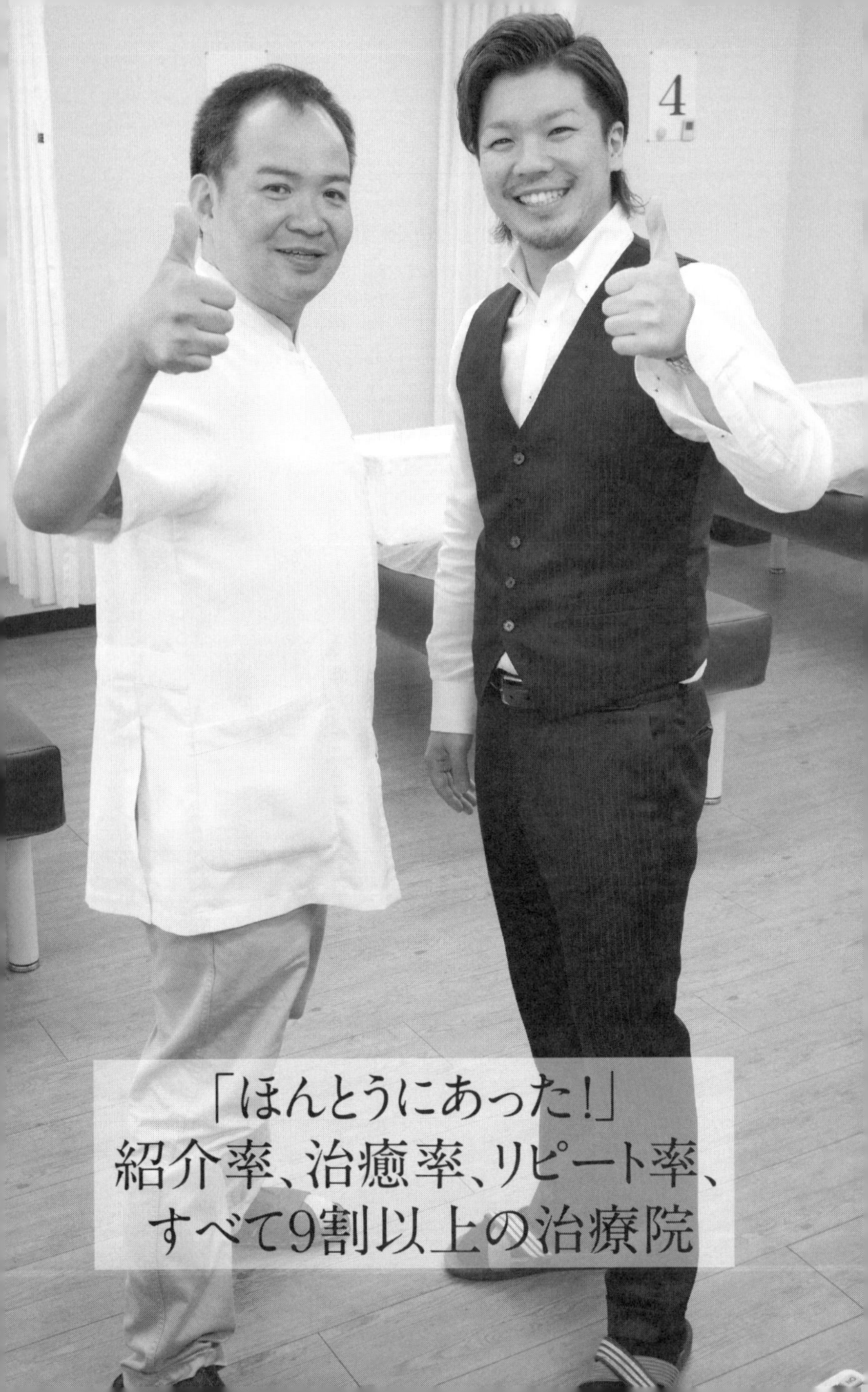
4
「ほんとうにあった!」
紹介率、治癒率、リピート率、
すべて9割以上の治療院

整骨院ベスト22 / 03・株式会社A-1

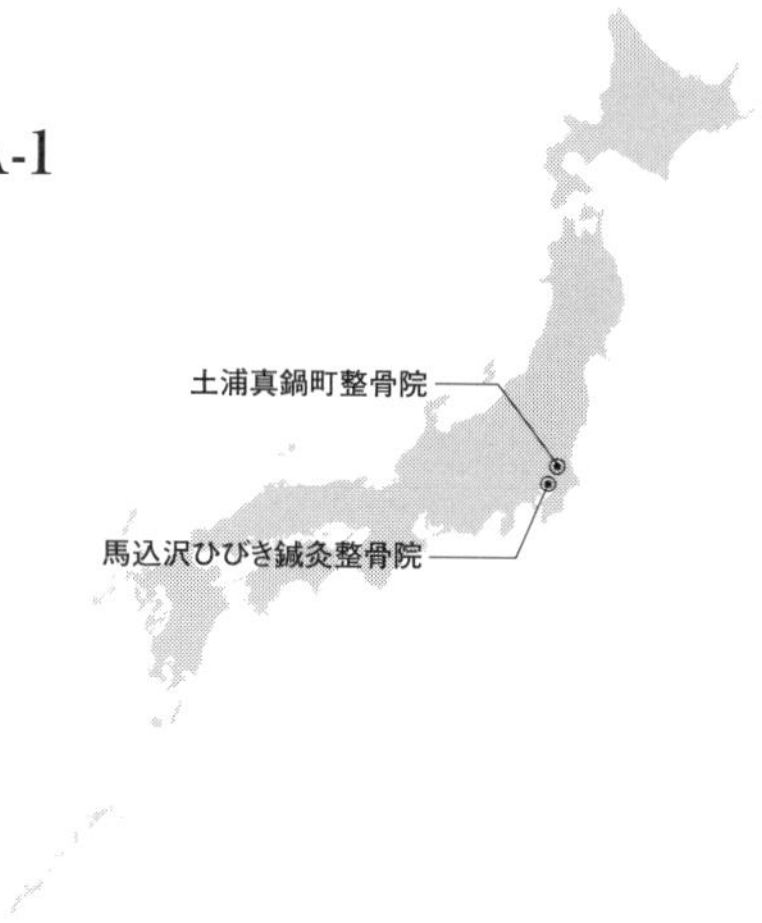

佐藤 達也

(さとう・たつや)

株式会社A-1 代表取締役

大木 利之

(おおき・としゆき)

土浦真鍋町整骨院 院長

◆ 土浦真鍋町整骨院

連絡先

〒300-0052
茨城県土浦市東真鍋4-6 カーサ・プロント
tel. 029-879-9276
URL
http://tsuchiuraseikotsuin.com/

診療時間

午前：9時〜12時半
午後：3時〜8時
(土曜日、祝日は9時〜14時受付)

休診日

毎週日曜日。

◆ 馬込沢ひびき鍼灸整骨院

連絡先

〒273-0048
千葉県船橋市丸山5-1-5
tel. 047-402-6554
URL
http://馬込沢駅前整骨院.com/

診療時間

午前：10時〜13時
午後：4時〜9時
(土曜日、祝日は9時〜14時受付)

休診日

毎週日曜日。

写真左から、土浦真鍋町整骨院院長・大木利之、株式会社A-1代表取締役・佐藤達也。

後遺症でひじが変形してしまった経験から治療家に（大木利之）

私は、小学生のとき、運動中にひじを骨折。当時の医療では、元どおりにすることができず、ひじが変形してしまいました。子ども心に、悩みは深く、その後は気づくと、いつもひじをかばう生活をしていたのです。

現在では機能的には90％問題はありません。でも、ときどき使いにくいと感じることがあります。身体が満足に動かないと、気持ちがマイナスになることがあります。「他の人にはこんな思いをさせたくない」と、治療家になろうと決意したのです。

そして、25年間、治療に専念してきたおかげで、伝統的な技能に最新のスタイルを組み合わせた、オリジナルの矯正が完成。

その場の痛みを解消するだけでなく、確かなスキルで、繰り返さない治療を行っています。ですから、とくに交通事故にあった患者さんたちからは、「後遺症が残らない」「痛みがすっと消えた」と、好評を得ています。

紹介で交通事故の患者さんが押し寄せる

また、当院は、身体のメンテナンスや痛みの解消に通っている患者さんたちからの紹介で、交通事故にあわれた方が数多く来院されます。

一般的に交通事故の患者さんは、まず整形外科を訪れます。そして、そこで、湿布や痛み止めをもらっても、回復しないときに初めて「ほかになにができるのか」を考えるのです。そのため「整骨院に行く」という選択肢は、ずいぶんあとになります。

ところが、当院に通われている患者さんたちは、自分たちの身体をもって、「痛みが消える」「ゆがみが解消される」「日常生活が楽になった」という体験をしています。

ですから、身近な人、大切な人が、不幸にも交通事故にあってしまったとき、真っ先に紹介してくれるのでしょう。

事故直後の、あまり時間が経っていないうちに治療に来られれば、効果も上がりやすいですし、後遺症の可能性も低くなります。

交通事故にあったときは、病院で検査をしたあと、「ほんとうにこの治療で治るのか？」と疑問を持ったら、ぜひ整骨院を訪れてほしいと思います。

さらに私たちは、弁護士さんと提携し、患者さんの法律的な相談は無料で受け付けています。保険の知識も豊富なスタッフがおりますから、治療以外のことも、きちんとアドバイスできるのです。

すべての患者さんを自分の親、兄弟、親友だと思って接する（佐藤達也）

患者さんの「患」という字は、「心に串がささっている」と書きます。体調が悪く、痛みがあれば、心は落ち込みます。それが心の串です。私たちは、すべての患者さんの心の串を取り除くよう、尽力したいと考えます。

そのためには「すべての患者さんを、自分の親や兄弟、もしくは親友と思い、愛を持って接することだ」と、常にスタッフには伝えています。

治療の技術は今日すぐに上達するものではないけれど、おもてなしはすぐに変えられる。だから、どんなに入ったばかりのスタッフでも、とにかく笑顔を忘れずに、患者さんがどういう思いで来ているか考えてほしい。自分が逆の立場で治療にいったときに、自分が接客される側だったらどう感じるか、常に意識してほしいと言っています。

当院に、毎日来ていた100歳のおじいちゃんがいました。ところがある日突然、2日間続けていらっしゃらず、「どうしたのか?」と皆で心配していたところ、娘さんがわざわざ、おじいちゃんが亡くなったことを知らせに来てくれたのです。

そのとき、娘さんは「父は、いつも整骨院の話をしていました。毎日通うのが楽しみで、この整骨院が父の生きがいだったようです。おかげで毎日、明るく健康に過ごせました。私も実際に今日来てみて、身体だけでなく気持ちも元気にしてくれる、とてもいい場所だとわかりました。ほんとうにありがとうございました」と言ってくれたのです。これは、スタッフ全員にとっても、忘れられない思い出になりました。

私たちは、整骨院という地域医療を通じて、日本をよくしたい、子どもだけでなく、大人にも夢を与えたいと、考えています。身体の不調を抱えていない方も、ぜひ一度、どんなところだか、たずねてみて、元気をもらってください。

クリニック（整形外科・内科・皮膚科）を有する次世代型の整骨院グループ

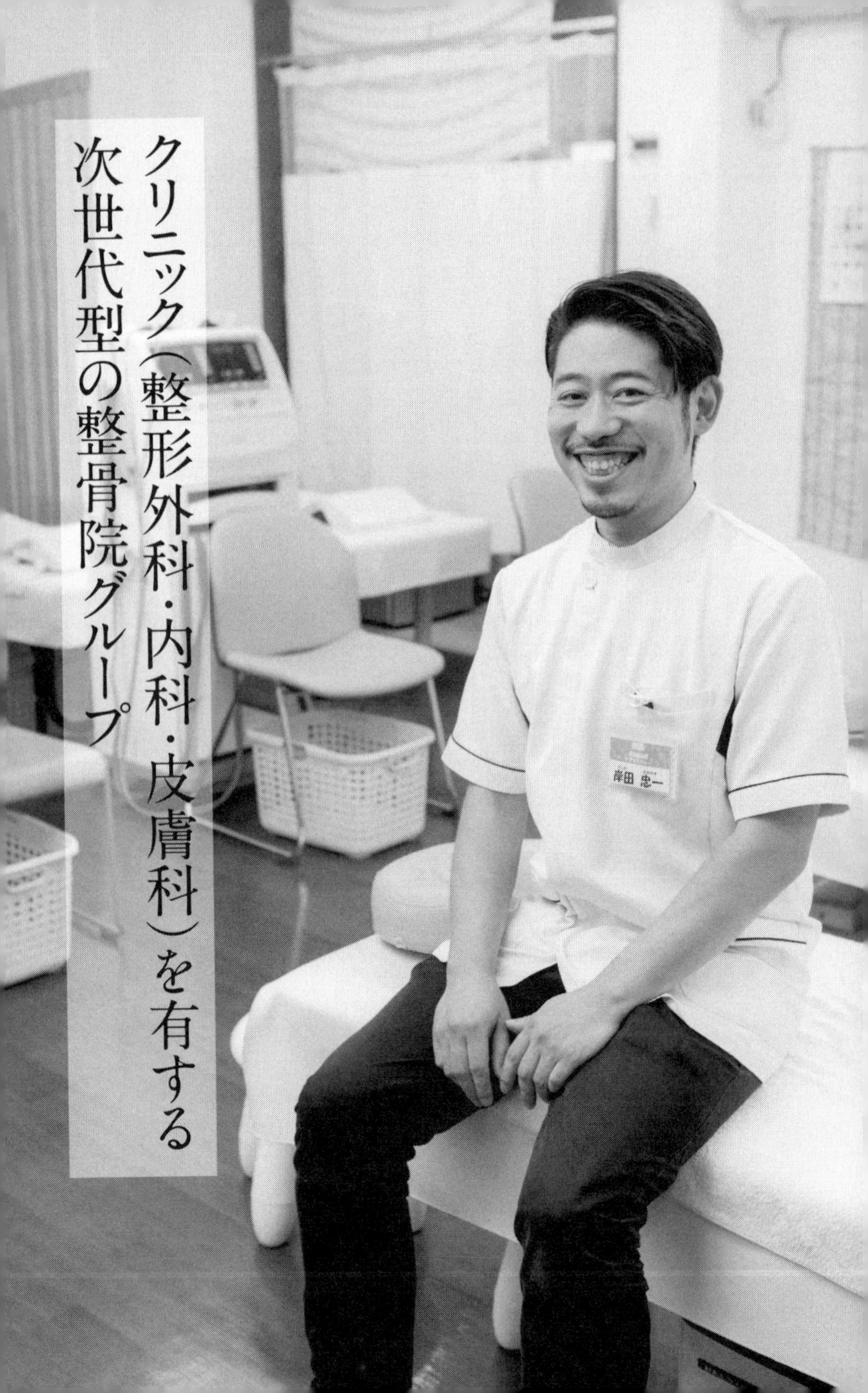

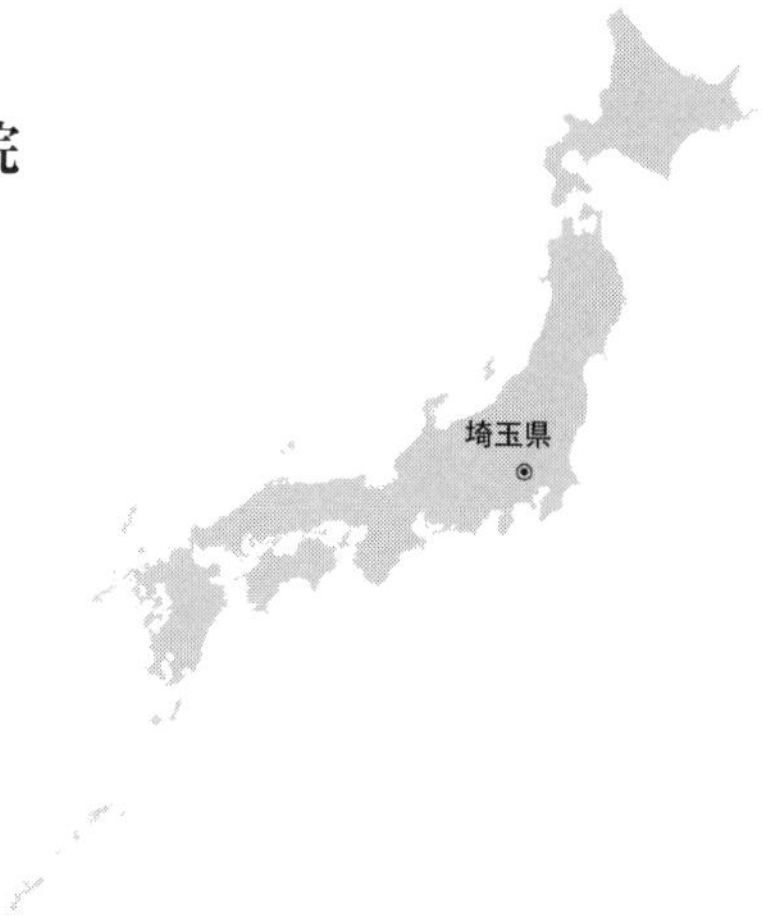

岸田　忠一

(きしだ・ただかず)

岸田整骨院 院長
三光町クリニック代表補佐
ケアマネージャー
登録販売者

代々続く、グループクリニックを運営する家庭に育ち、元気になって「ありがとう！」と帰っていく患者様を見るうちに、跡を継ぐことを志す。
柔道整復師の資格取得後、茨城県と埼玉県の病院で経験を積み、1999年三光町クリニック代表補佐となり、2005年に岸田整骨院を継承開設する。

連絡先

岸田整骨院
〒350-0235　埼玉県坂戸市三光町22-25
tel. 049-281-4208
URL http://www.kishidaseikotsuin.com/

診療時間

午前：10時～13時
午後：4時～8時
（土曜日は9時～13時）

休診日

毎週土曜日午後、日曜日、祝日。

ＣＳＦプラクティスでむち打ちの後遺症が治った

実は私は、20代の前半に交通事故でむち打ちになった経験があります。

当時は治療にかんする知識がなく、「大したことないだろう」とほうっておいたら、30歳を過ぎるころまで、雨が降ったり寒くなったりすると、首がこわばりつらい思いをしていました。

ところが、30歳を過ぎて出合った、「ＣＳＦプラクティス」というテクニックを、自分にも応用したところ、むち打ちの後遺症が、すっかりなくなったのです。

「ＣＳＦプラクティス」とは、「パーフェクトクラニアルセオリー」という、医療理論をもとに、ＣＳＦ（脳脊髄液）の循環などを促し、本来の力を失った、脳や自律神経を活性化させるテクニックです。

当院で行う、このプラクティスを用いた治療は、交通事故の患者様、また、そのほかの症状に悩む患者様たちから「優しく触られているだけなのに、頭がスッキリした」「身体のだるさがなくなった」など、高い評価を得ています。

ストレス社会の現代では、自律神経のバランスが崩れ、疲れや気分の落ち込み、肩こり、腰痛、めまいなど、さまざまな症状が表れます。自律神経を整えるには、一般的には、生活リズムを正しくするなどの、間接的な方法しかないと思われがちです。ところが、この「CSFプラクティス」を用いれば、日常生活に気を使うよりもグンと効果的に、自律神経の乱れを解消することができるのです。

グループクリニックを持つ強みを活かす

ほかの治療院にない、当院の一番の特徴は、整形外科、内科、皮膚科のグループクリニックを有しているということです。

患者様のケガの症状によっては、レントゲンなどの検査や投薬が必要な場合があります。当院では、グループ内のクリニックでスムーズな対応ができ、患者様にとってベストな、西洋、東洋医学をあわせた最先端の治療を提供しています。

このグループクリニックは、地元で開業して69年。

私で3代目になるので、親子3代で通う方も多くおられます。

私は、子どものころからクリニックに入り浸り、父親と患者様のやり取りを間近に見ていました。

そして、元気になって喜び「ありがとう！」と言ってくれる患者様を見て、「人の役に立てるなら、自分もこうなりたい」と思って、跡を継ぐことにしたのです。

予防から美容、介護まで、トータルケアを目指す

私たちは、先代より続く、地元の方との信頼関係を大事にし、もっともっと健康で元気になっていただこうと、日々精進しています。

患者様の身体に対する悩みや不安に真剣に向き合い、表面的な痛みやつらさを取り除くだけでなく、原因を突き止め、根本からよくすることによって、再発しない身体づくりを

目指します。

男女、年齢問わず、いつまでも元気で快活な「健康な身体」を手にしていただけるように、私たちは全力でサポートしたいと考えています。

数年前、開業65周年のときには、寄席のイベントを行い、大変喜んでいただきました。また、不定期ですが、体操教室や健康であるための知識を教える教室も開催して、患者さんとのつながりを深めています。

さらに、その「健康な身体づくり」も、なにか症状が出てからだけでなく、問題が起きないような予防、健康になったあとのメンテナンス、そして、いつまでも若々しくいられるような美容面や、もしものことが起こった場合の介護など、あらゆる側面からサポートできる、トータルケアで支えていきたいと思っています。

交通事故専門士が、治療や手続きに的確なアドバイスをする

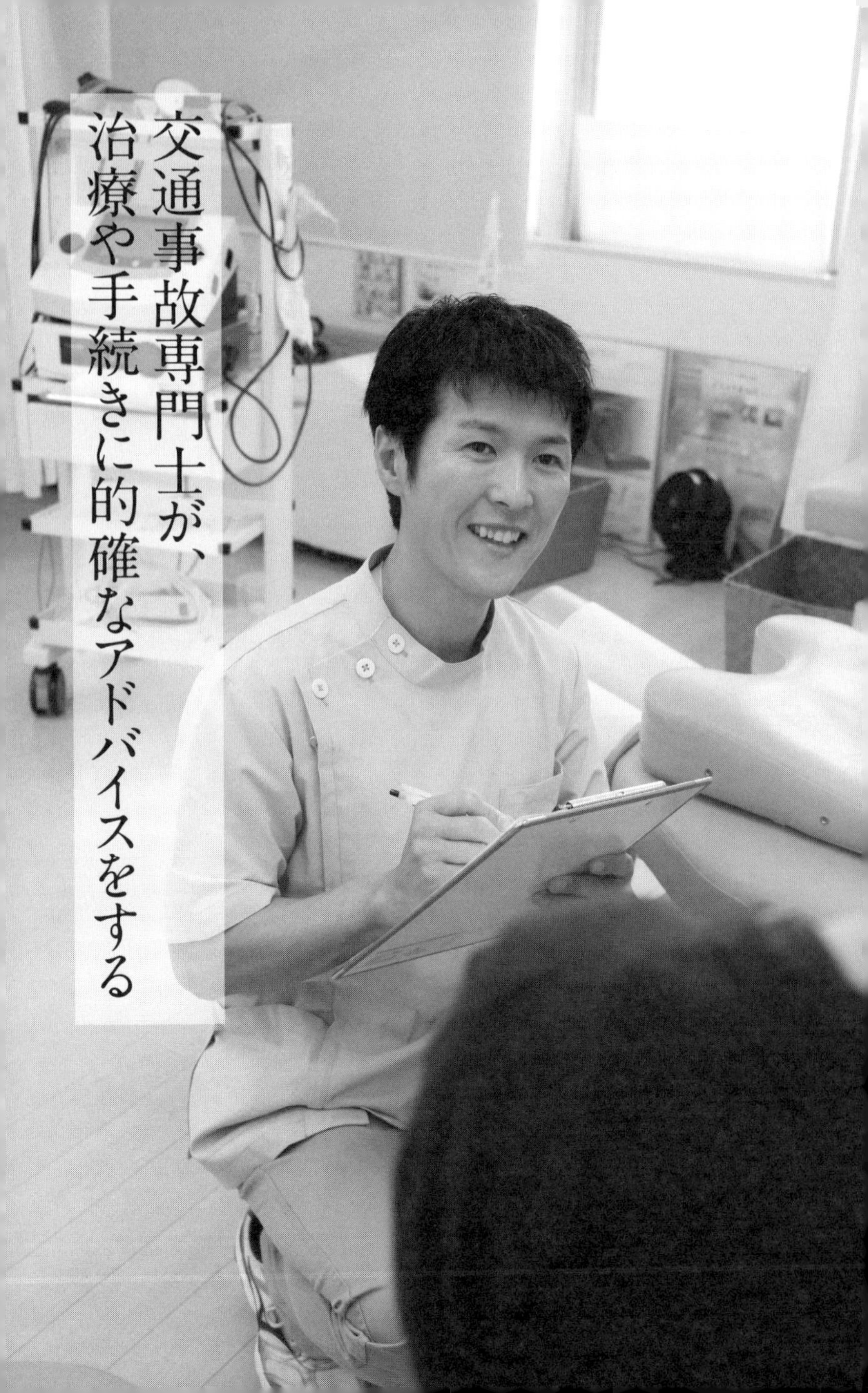

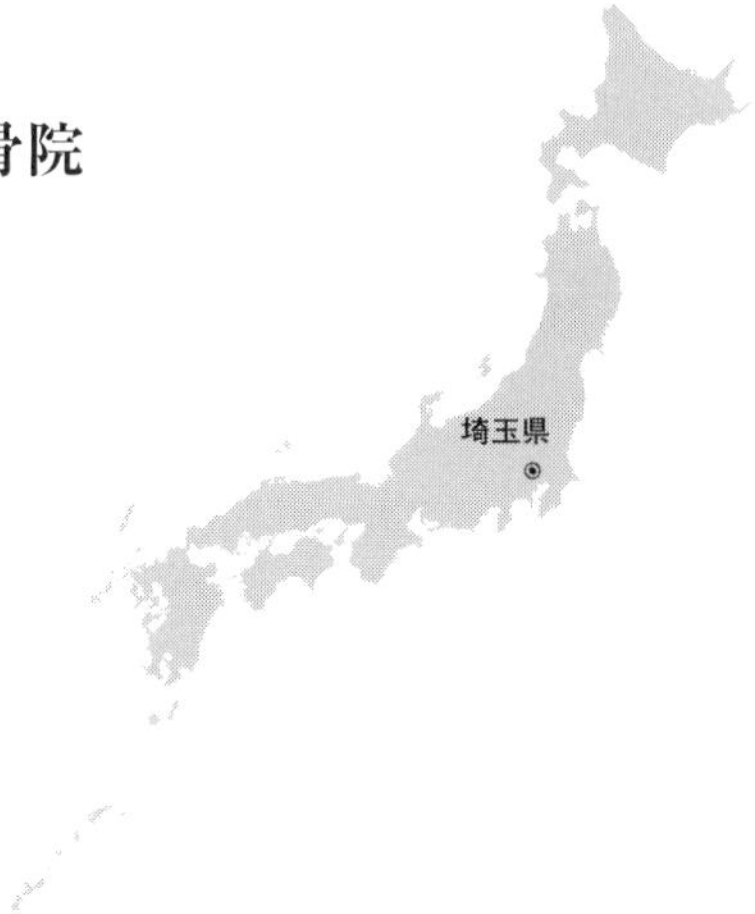

池田　秀一

（いけだ・しゅういち）

くまのみ整骨院 院長

子どものころから、柔道整復師と鍼灸師の資格を持つ父に、部活のケガや故障を治してもらった経験から、人を元気にできるこの仕事を志す。

連絡先

くまのみ整骨院
〒330-0834　埼玉県さいたま市大宮区天沼町1-615-102
堀之内バス停そば
tel. 048-642-4171
fax. 048-642-4171
URL http://kumanomi-seikotu.com

くまのみ整骨院　見沼区御蔵分院
〒337-0033　埼玉県さいたま市見沼区御蔵75-1
庚申塚バス停すぐ　ヨークマート向かい
tel. 048-681-1565
fax. 048-681-1565
URL http://kumanomi-seikotu.com

診療時間

午前：8時半〜12時半
午後：3時〜7時
（月、水、金曜日は22時まで）

休診日

毎週火曜日、日曜日午後、祝日。

9割の人が交通事故治療を整骨院でできることを知らない

ほとんどの人が、交通事故の治療が、整骨院でもできることを知りません。

当院では、問診票にこの質問を設けていますが、9割以上の方が、「整骨院で交通事故の治療をしてくれるなんて知らなかった」と回答します。

交通事故の症状の多くはむち打ちです。むち打ちは、実際に骨が折れたり曲がったりすることはあまりありません。微妙な筋肉や関節のずれなどが重なる症状であり、見た目ではわかりづらい。

また、実はむち打ちの原因は、首だけに限ったことではありません。身体のほかの部位のゆがみや負傷が、首に影響することも少なからずあるのです。

ですから、「病院でなんともないと言われた」からといって、そのままほうっておかず、交通事故にあったらすぐに、治療院で全身をチェックしてほしいのです。

当院には、交通事故専門士がいます。聞き慣れない資格かもしれませんが、交通事故に関するプロフェッショナルであり、治療や手続きなどにかんして、豊富な知識を持っています。

ですから、「こういう場合は、こんな後遺症の可能性があるから、治療はこうしましょう」などと、的確なアドバイスをすることができます。

また当院には、「むち打ちモード」があり、筋肉の損傷の治りを促す、低周波では最新の治療器を2台置いています。さらに、むち打ちだけでなく、ぎっくり腰など、痛みが激しい場合は、速やかに解消する鍼《はり》治療も行っています。鍼灸《しんきゅう》は深層の筋肉に働きかけるので、回復する速度もグンとペースアップします。

さらに私たちは、エステサロンも併設していますので、交通事故のごたごたで、精神的に参ってしまった……というときに、フェイシャルマッサージを受けて、ゆったりとストレスを解消していただくこともできるのです。

柔道整復師と鍼灸師の資格を持つ父親に治療してもらっていた

私は学生時代、バスケットボールをやっていたため、ケガや故障をすることが多くありました。でも、父親が柔道整復師と鍼灸師の資格を持っていたため、いつも家で治療してもらい、大事に至ることがなかったのです。だから、子どものころから「治療家というのは、すごい」と感じ、自分の手で人を元気にすることができるというのが、素晴らしいと思っていました。

学校を卒業したあと、勤務していたドラッグストアには、日々多くの交通事故の患者さんが来られます。

ところが、湿布や痛み止めを買っているのに、あまりよくならない。そんな現実を、目《ま》の当たりにしていたら「自分の手でなんとかしてあげたい」という気持ちが少しずつ大きくなっていきました。

そして、自分も父親のように、人を元気にして喜んでもらおうと、柔道整復師の資格を取って治療院を開業する決意をしたのです。

患者さんと地域に愛されて、社員も幸せになる治療院を目指す

そして数年後、念願の治療院を開業しましたが、それはゴールではなく、あくまでもス

タートです。「もっと、患者さんのためになる治療をするには……」と考えると、やはり鍼灸の資格は欠かせない。そして、治療院の仕事を続けながら夜間の学校に通い始めたのです。

朝8時半から夕方5時まで治療。そして鍼灸学校で夜の9時過ぎまで学び、家に着くのは10時すぎ、その後、鍼灸の勉強をし、朝は早起きして治療の勉強。

そんな日が3年間続きました。

しかしそのかいあって、今では、「患者一人ひとりに合わせた施術をしてくれる」と地域で評判を呼び、インターネットの口コミサイトで1位を獲得もしています。

また、私は、こうした知識や技術に加え、ヘルスケアアドバイザーの資格も持っていますから、東洋医学と西洋医学、両面から見た、的確なアドバイスをすることができます。

「患者さんと地域に愛され、会社と社員の幸せを実現します」を経営理念として、常に患者さんの立場になり、自分の手で人を健康にし続けていきたいと思っています。

適切なケアをすれば
身体は必ず応えてくれる

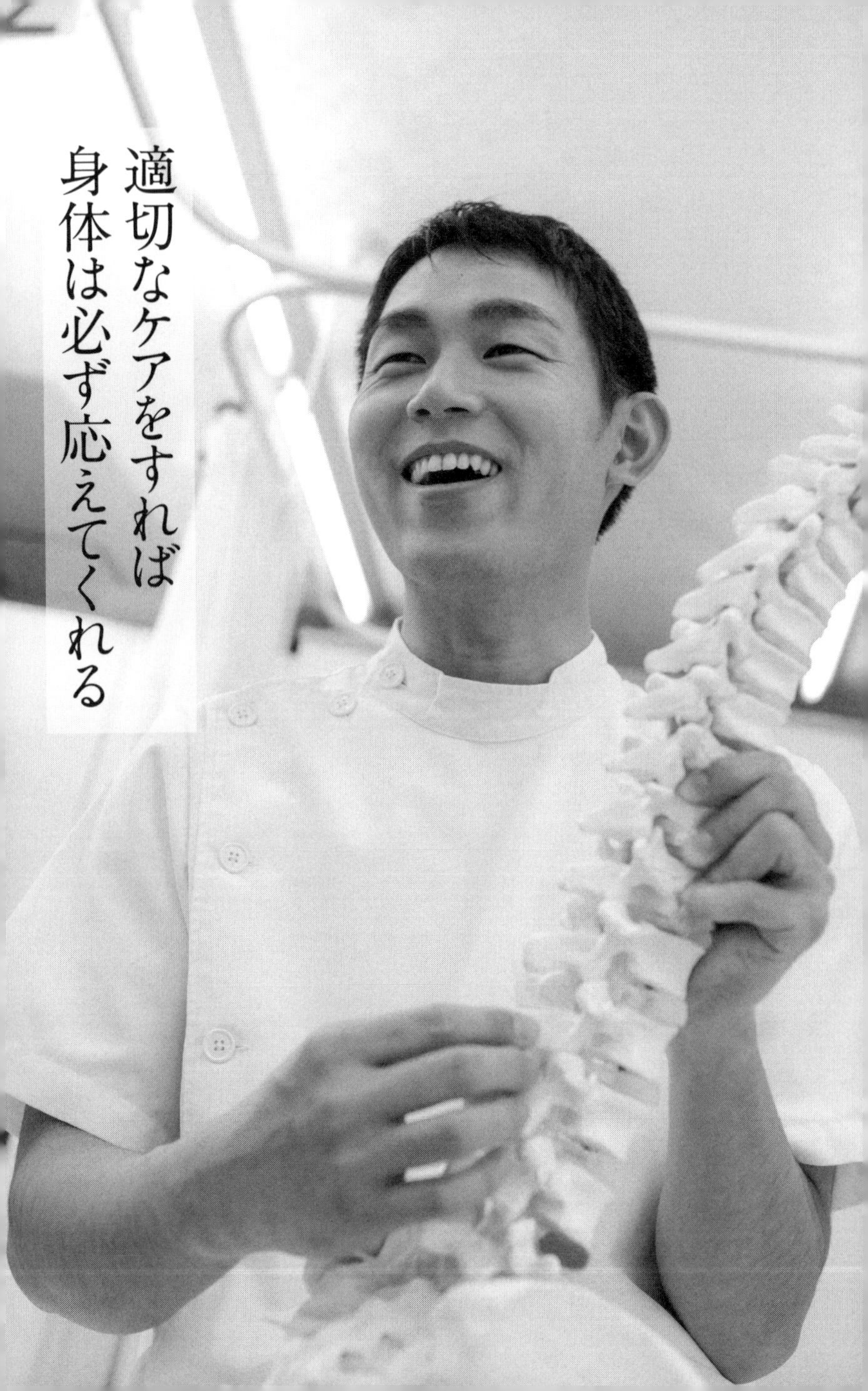

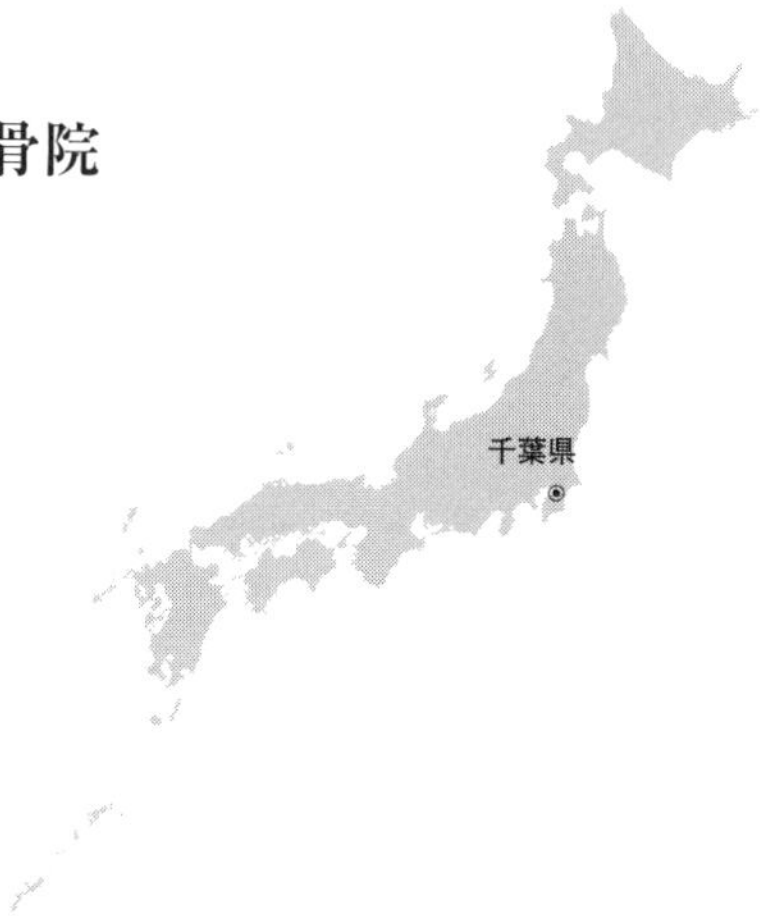

浅沼　浩幸

（あさぬま・ひろゆき）

あさぬま整骨院 院長

小中高時代はバスケットボール部のキャプテン。中学時代、千葉県大会優勝。関東大会ベスト8。高校時代、千葉県大会ベスト16。ケガをしたときに整骨院で治してもらった経験から治療家の道に入る。根本から早期回復を目指し、最新機器や技術を導入。日々研究を重ねている。

連絡先

あさぬま整骨院
〒290-0143　千葉県市原市ちはら台西5-23-5
丸藤会館107号
tel. 0436-63-3712
URL http://www.asanuma-seikotsu.com/

診療時間

午前：9時〜12時
午後：3時〜7時

休診日

毎週水曜日、土曜日の午後、日曜日、祝日。

自分の限界を決めないで、人生を楽しもう

痛みがなく、思うように動く身体は、人生を楽しむ原動力の一つです。

私たちは、肩が重い、腰が痛いなどの症状があるのを「もう年だから、しかたない」と我慢したり、「みんなもそうだから……」などとあきらめたりしがちです。

しかし、人間の身体は、きちんとケアしてあげれば、何歳になっても驚くほどよくなる力を秘めていますし、強くもなります。

実際に、80歳を過ぎた患者さんで、腕が上がらなかったのに、筋力トレーニングを始めたら、以前よりもしっかりと腕を上げることができるようになった方もいます。

だからこそ、自分で限界を決めず、本来の身体がどのくらい快適に動くのかを知ってもらいたいのです。そして、生きている限り成長できる、自分の身体をよい状態に保ち、しっかり使いこなして、人生を楽しんでもらいたいのです。

ケガに詳しいから交通事故の患者さんにも対応できる

私は、小学校4年生から高校までバスケットボール部に所属し、ケガなどが絶えませんでした。しかし、常に、家の近くの整骨院の先生に治療してもらうことで、9年間、大きなトラブルもなく大会に出場し、結果を残すことができたのです。

とはいえ、ケガをして全力で練習できない気持ちは痛いほどわかりますし、故障で試合に出られなかったチームメイトも大勢見てきました。

そして「子どもたちに、ケガを早く治して全力でプレイしてほしい」との気持ちから、現在の仕事を選んだのです。

スポーツをしている人の根本治療、早期復帰を意識しながら治療をしていると、ケガとは常に向き合うことになります。

「ケガに詳しいからこそ、交通事故の患者さんの回復もお手伝いできる」、そう思ったときから、交通事故であり得る症状や治療法など、徹底して勉強してきました。

昔から、バスケットボールでも、コツコツと反復して練習、そして修正することを繰り返して行うことが好きだったという性格が影響していたのかもしれません。

ただ、スポーツと交通事故では、衝撃の度合いが違います。スポーツは自分の力しか、かかりませんが、交通事故はどんなにゆっくり走っていた車でも、何十キロもの負荷がかかります。ですから、そのことを考慮しながら、どんな角度で事故にあったからこのケガにつながったかなどの原因と、そのケガに対してどのように日常生活を過ごせば負担がかからないのか、そのメンテナンス方法を、徹底的に洗い出していきます。

そして、身体の回復力を考えて施術内容を変えていき、必要に応じて、食事指導やトレーニング指導までしていきます。

ケガや事故にあい、なかなか社会復帰できないもどかしさや、ケガに対してのまわりの知識不足による精神的負担など、交通事故患者さんは特殊な状態になることが多くあります。

ですから私たちは、最新の治療器を導入したり、根本的にアプローチできる施術を学んだりと、治療に力を入れるのと同時に、保険の勉強会に参加したり、弁護士、行政書士とも提携したりして、患者さんがストレスなく回復できるよう、さまざまな環境を整えました。

疲労回復整体にも力を入れている

また最近では、身体の正しい使い方や、疲労を取る方法がわからずに、日常的に疲れがたまっている人が増えています。当院では、そうした人たちに向けて「疲労回復整体」にも力を入れています。

患者さん一人ひとり、これまでの人生での過ごし方や現在の日常生活は違います。そこを踏まえたうえで、患者さんそれぞれの仕事の内容や、普段の姿勢、また、どんな生活をしているかを把握し、まずは、身体に負担がかかる習慣を取り除くことから始めます。そして、その方に最も相応《ふさわ》しく、最も早く治る治療法を施しながら、その方の生活に合うようなメンテナンス方法を教えます。

たとえば、仕事で拘束時間が長い人は「トイレに行ったときにコレをやってください」などという細かいところまで、アドバイスします。

そして、患者さんに「おかげで、あれほど悩んでいた痛みが消えた」「普段の生活が、前より元気にできるようになった」と、笑顔でお礼を言われることが、治療家をやっている、なによりの喜びなのです。

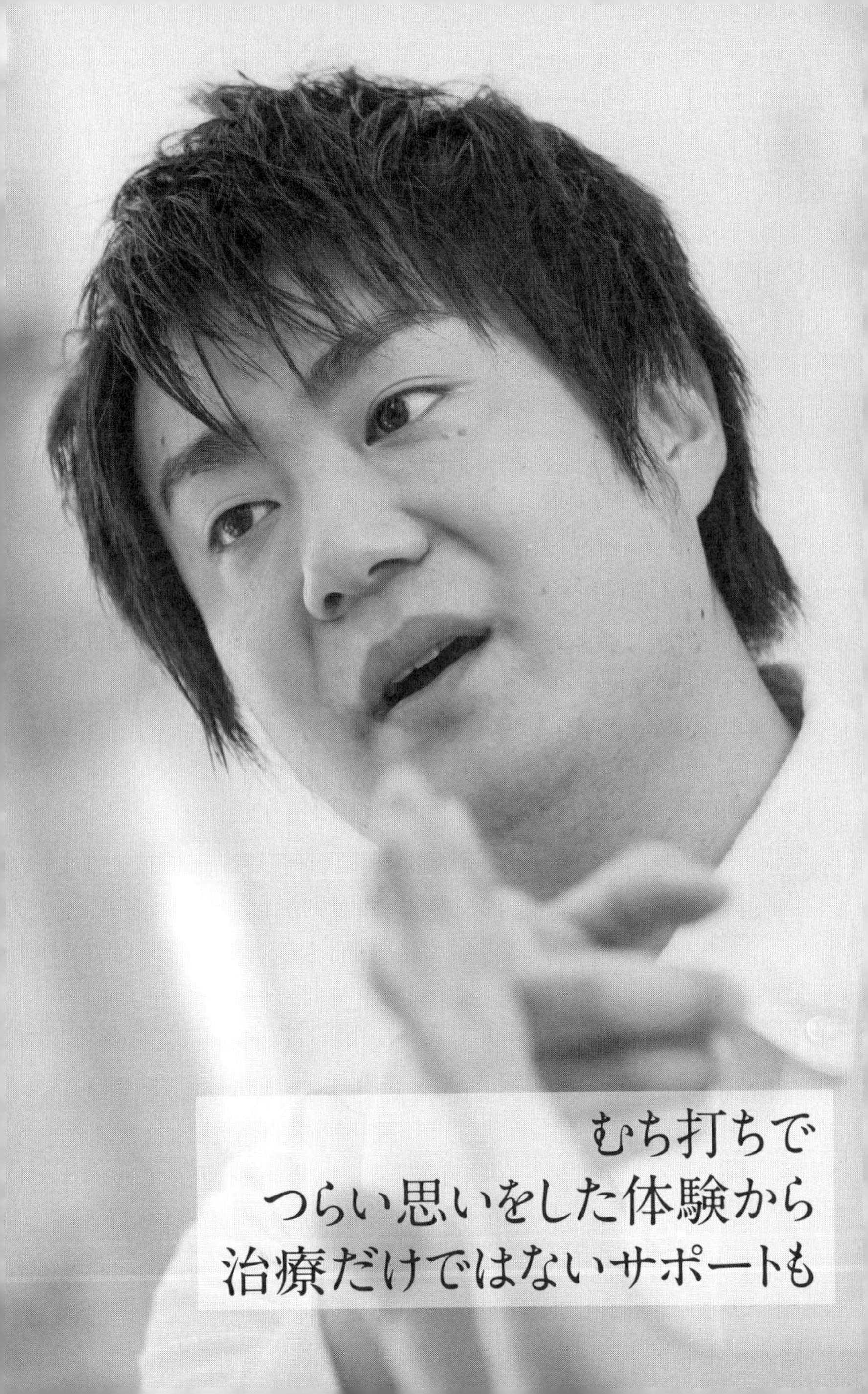

むち打ちで
つらい思いをした体験から
治療だけではないサポートも

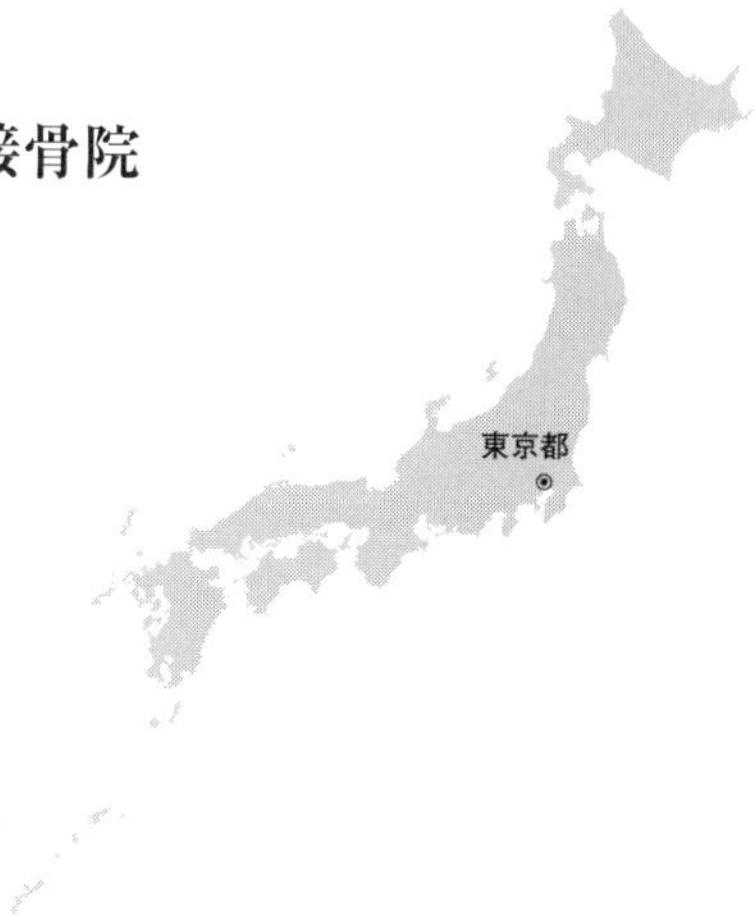

藪野 康雄

（やぶの・やすお）

藪野鍼灸接骨院 院長

高校3年のときに、学生時代にお世話になった、恩師のもとに後輩を連れて訪れた際に、「やりがいのある仕事だから接骨院の先生をやってみないか。たくさんの人を治療して、たくさんの人を救ってみないか」と声をかけられ、この業界の門を叩く。

連絡先

藪野鍼灸接骨院
〒121-0073　東京都足立区六町4-5-5
tel. 03-5809-6789
予約専用ダイヤル 03-5809-6565
URL http://www.sekkotsu2525.com/

診療時間

午前：8時半～12時半
午後：3時～8時
（土曜日は8時半～13時）

休診日

毎週日曜日、祝日。

「温故知新」で、伝統的な知恵を現代の生活に活かす

接骨院を開院するために必要な国家資格である、柔道整復師というのは、ほんらい、日常生活やスポーツなどを行っているときに生じた、打撲、突き指、ねんざ、脱臼、骨折などを、人間の身体が持つ自然治癒力を最大限に活かすよう、手技などで引き出し回復を図るためのものです。

ただ現代では、私たちは、こうしたケガだけに限らず、無理な姿勢や身体のクセ、そしてストレスなどから起こる、肩こり、腰痛などの痛みや、めまいや不眠など、さまざまな症状に対応します。なぜなら、たとえどんな症状でも、身体が持つ「もっとよくなろう」「元気でいよう」という力を高めれば、必ず改善するものだからです。

また私は、柔道整復師以外にも、鍼師と灸師の資格も持ち、鍼灸院を併設しているため、よりさまざまな症状に対応します。

鍼は神経に働きかけるため、痛みをとる即効性に優れていますし、自律神経を整えてもくれるので、慢性的な悩みを抱えている人にも大きな効果を発揮します。

実際に、頭痛や冷え性がよくなったという声は、よく聞きますし、突発性の難聴が劇的に改善したこともありました。

「鍼って痛くないものだったんだ」「こんなに変わるんですね」と、その効果と痛みの少なさに驚いて帰る方も多く、口コミでさまざまな症状を持つ患者さんからの問い合わせが広がっています。

さらに最近では、骨盤の矯正や猫背へのアプローチ、整体術も取り入れ、交通事故にあった身体を、根本から改善するため「交通事故の前より身体の調子がよくなった」「姿勢がよくなり仕事がはかどる」など、患者さんに喜んでいただいています。

事故にあったときの対応に苦労した経験がある

藪野鍼灸接骨院では、そうした伝統的な知恵を、今の不調を改善するのに活かすのを得意としていますが、私にはもう一つ、「私でなければできないこと」があります。

それは、交通事故の患者さんの悩みを解決すること。

なぜなら、私も実際に交通事故でむち打ちになった経験があるからです。

そのときは、自分1人で手探りで保険会社さんと交渉したため、「首が痛い」と言ったら、「仮病ではないか」と言われたりして、ずいぶんとつらい思いもしました。

ですから私は、身体の痛みはもとより、心の苦しみまで、患者さんの立場になって理解することができます。

そして、「自分のような思いはしてほしくない」と考えて、必死で事故の知識や法律を勉強し、「交通事故専門士」の資格を取得。そのため、交通事故にあわれた方に、納得していただけるように、治療だけでなく、ストレスなく示談交渉をする方法などの知識をお伝えしたり、提携している専門家を紹介したりしてサポートしています。

憧れの接骨院の先生にスカウトされた

私は、中学、高校と、陸上競技に打ち込んでおり、強豪校だったため練習がハードで、常にケガと隣り合わせでした。

しかし、定期的にメンテナンスをお願いしていた、信頼できる接骨院の先生のおかげで、無事に大きな故障もなく6年間を乗り切ることができました。

そして、高校生活も終わりに近づいた3年生のときに、後輩がケガをしたため、こちらの先生のところに連れて行ったときのことです。

中学生のころから「体育の教師になりたい」と考えていた私は、卒業後の進路も、決めていました。ところがそのとき、この接骨院の先生に「体育の先生よりも、もっと多くの人を治療して救うことができる」治療家という道を勧められ、自分の接骨院で働かないかとスカウトされたのです。

人と接することが好きだった私は、その言葉に惹《ひ》かれ、この道に入りました。

それから、10年以上経ちますが、年を重ねるごとに、患者さんを元気にすることで信頼される、この仕事は「天職」だと実感しています。

ただ、これだけ患者さんの人生を変えることができる、接骨院という仕事の認知度が、まだまだ低いのが残念でなりません。

もっともっと、一人でも多くの困っている患者さんを助け、皆さんの身のまわりに不可欠な存在になり、私の接骨院だけでなく、業界全体を盛り上げていきたい、そして一人ひとりのハッピーをつなげ、疲れている世の中を元気にしたいと考えています。

痛みのある身体から、
痛みの出ない身体へ改善させる

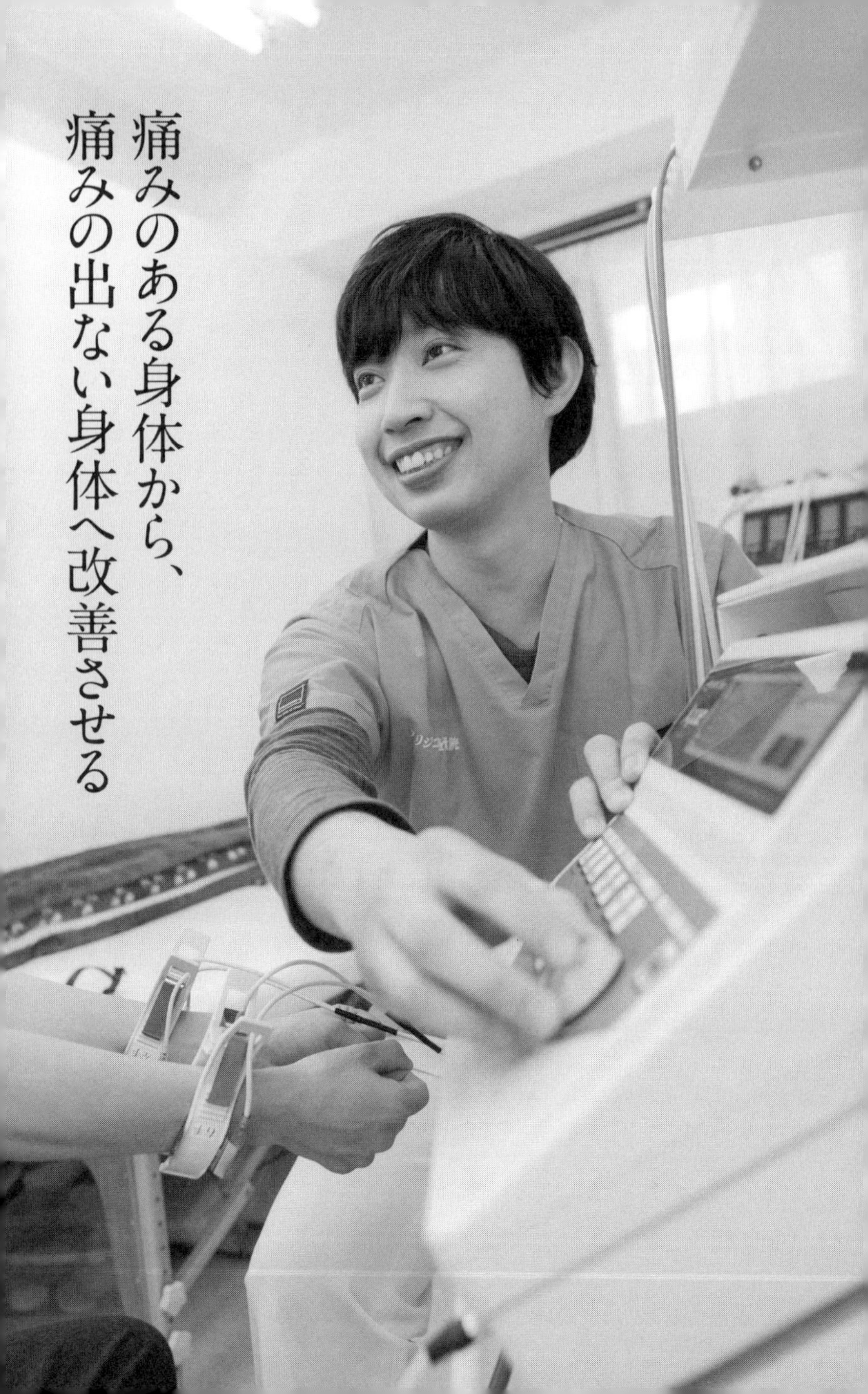

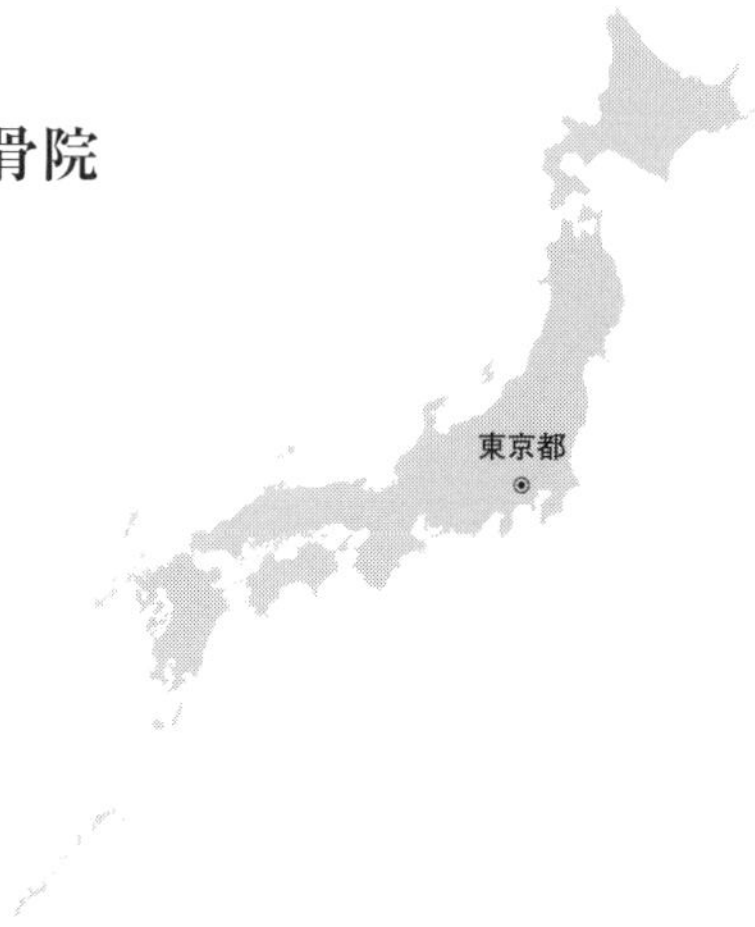

脇坂 友和

(わきざか・ともかず)

スリジエ整骨院 院長

高校卒業後、浪人中に激しい頭痛に襲われたが、なにをしても治らず、あきらめかけていたところ、カイロプラクティックの治療院の治療で回復したことに感動し、治療家を目指す。
14年間の修業後、あきる野市にスリジエ整骨院を開業。

連絡先

スリジエ整骨院
〒197-0823　東京都あきる野市野辺457-6
ちひろビル1F
tel. 042-595-5593
fax. 042-595-5593
email : higashiakiru@cerisier-clinic.com
URL　http://www.cerisier-clinic.com/

診療（受付）時間

午前：8時半〜12時
午後：3時〜8時
（土曜日、日曜日、祝日は17時まで）

＊交通事故患者様限定受付時間

午前8時〜午後9時
（土曜日は19時まで、日曜日、祝日は17時まで）

休診日

毎週水曜日。＊完全予約制

検査をしても数値が出ないときにきてほしい

忙しく、ストレス社会の現代では、自律神経のバランスが乱れ「頭痛がする」「肩がこる」「疲れが抜けない」「眠れない」などの、不調に陥りがちです。

ところが、こうした症状は、病院に行って検査をしても数値に表れず「なにも悪いところはない」と片付けてしまわれがちです。

すると皆さん、具合が悪いのを我慢して、実際になにかの症状が出るまで放置してしまうことが多くあります。

そうなる前に、ぜひ私たちのような治療院をたずねてみてほしいのです。

私は14年の施術の経験がある接骨技術に加え、カイロプラクティックを習得しました。カイロプラクティックは、主に背骨を中心に整えて、骨格だけでなく神経や内臓にも働きかける治療技術です。

とくに、衰えた自律神経を回復させて自然治癒力を高めるため、「未病」と言われる、病気になる前のさまざまな症状を改善します。

「病院に行ったけど、病気じゃないと言われた」ときは、一人で悩まず、抱え込まないで、治療院に相談してみてください。

交通事故のケガも最短で回復を目指す

また、こうした「病気と診断されない」症状以外にも、私たちが得意としているのが、交通事故にあわれた患者さんの治療です。

当院では、事故で日常生活に不便をきたしている患者さんに、できるだけ早く治癒していただこうと、独自の手法を開発し「最初に来院したときから、7〜10日で60〜80％の症状が改善した」という実績が出ています。

どうして、これほどの高い数字をあげられるのか。

まず、事故にあった直後は、衝撃で炎症を起こしていることがほとんど。ですから、専用の機械ですぐに炎症を取り去ります。

次に、筋肉をゆるめて骨格を矯正し、ダメージを受けた身体全体の自然治癒力を高めて、回復を促すのです。

この方法は、ぎっくり腰やねんざなど、ほかの症状にも大きな効果を発揮します。

また私たちは、「NPO法人交通事故と労災をサポートする会」が認定する、交通事故専門士の資格を取得しています。ですから、事故後の治療に不安や不満がある方、さらに、治療だけではなく保険会社への対応なども、弁護士事務所2社、司法書士事務所1社と提携し、他院では受けられないような、法的サポートや、通院、賠償上のアドバイスなどが受けられます。「知っているか」「知らないか」だけの差で、事故被害者が受けとれる賠償額は数十万〜数百万も変わることがあります。

「かかりつけの治療院」を目指す

スリジエ整骨院が目指すのは、「かかりつけの治療院」です。交通事故にあったという状況以外にも、具合が悪いのに、「病院で何でもないと言われた」、寝違えた、足をぶつけた、手がしびれる、腰が痛い、食べ過ぎた、ニキビができたなど、ちょっとでも気になることがあったら、相談に行ける。

そんな治療院でありたいと思っています。

多くの女性に選ばれる治療院を目指し、産後の骨盤矯正をスタートさせて、好評をいただいていますし、耳つぼダイエットなども導入予定です。また、介護認定審査委員の経験をもとに、介護保険を利用しようか考えている人にも、きちんとしたアドバイスができます。

そして、治ったあとは「もとに戻らない身体」「痛くならない身体」になっていただくために、姿勢、運動、栄養などの予防のアドバイスもあわせて行っています。

患者さんと接していて感じるのは、「あきらめかけていた人」が、あまりにも多いということです。「どうせ治らない」「みんな具合悪いからしかたない」「人生こんなもの」などと思わずに、気軽に話をしに来てください。当院で対応できない場合は、専門家を紹介します。たとえ、どんな方法でも、患者さんの悩みを解消したい、そして、患者さんが幸せになり、人生を楽しく過ごせるようになってもらいたいのです。

症状がよくなった方が、家族や友達を紹介してくれて、またその紹介された人がよくなって笑顔になってくれることが、今の私の最大の喜びです。

「もっと早く来ればよかった」と、来院される、すべての方に思っていただければと思います。

一人ひとりの笑顔を大切にし、元気に動ける喜びを知ってほしい

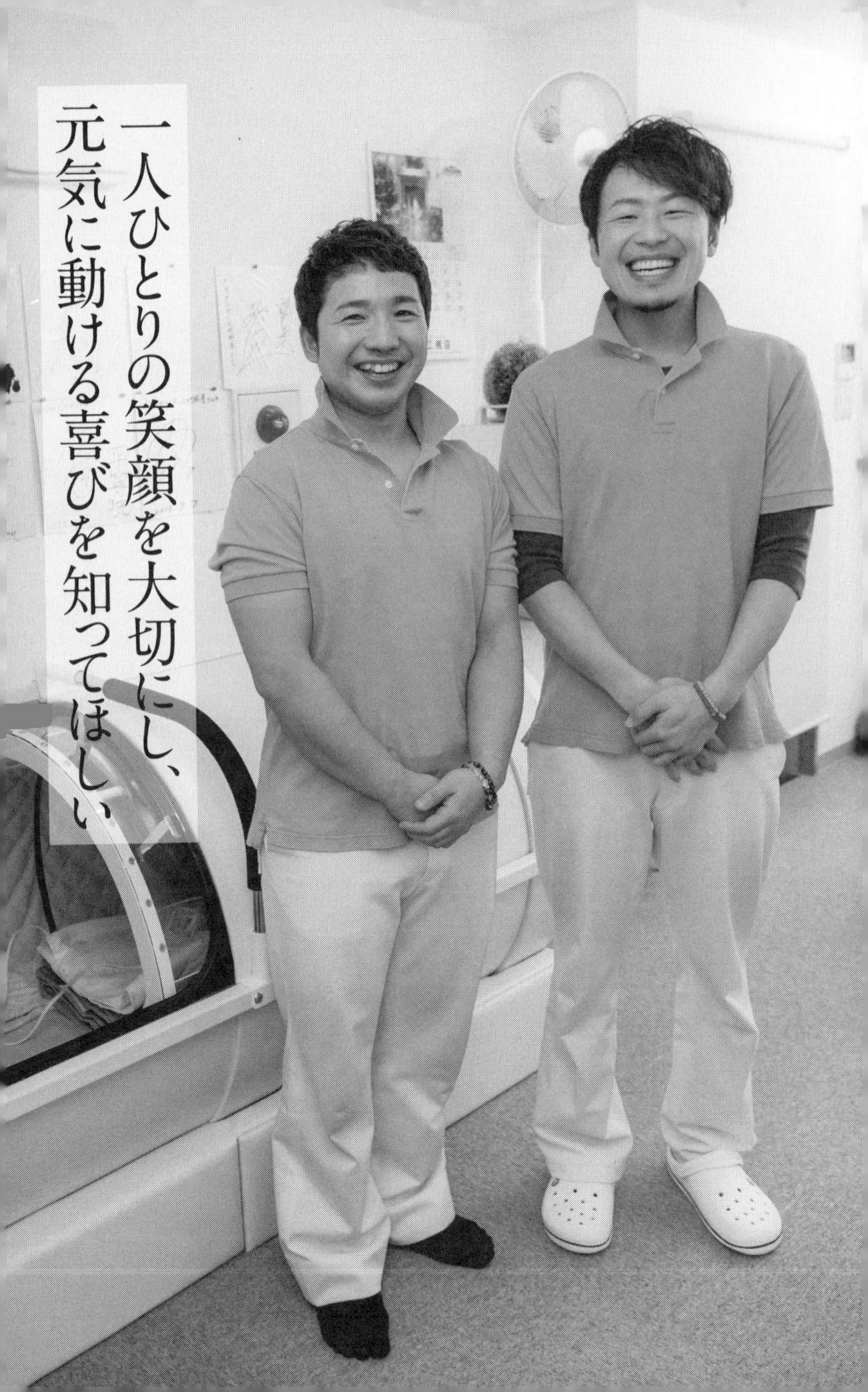

整骨院ベスト22 / 09・メディカルアースClear

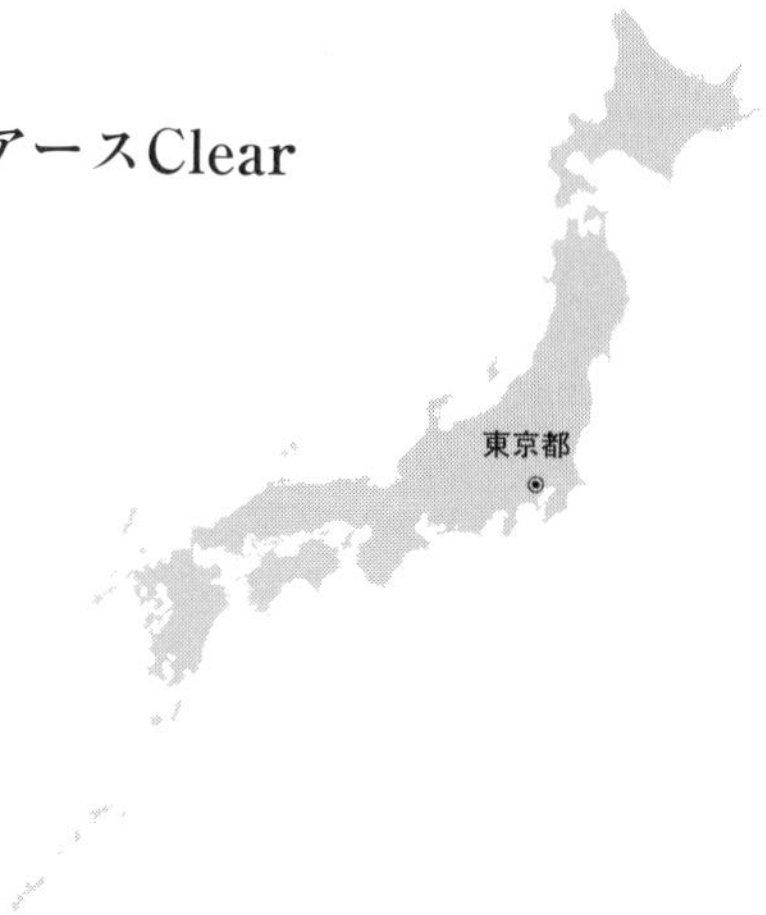

古田 貴志

（ふるた・たかし）

メディカルアースClear 代表

スポーツトレーナーの道を考えるも、世の中に身体の痛みで苦しむ人の数が、あまりにも多いことを知り、整体の道へ進む。独立したとき、200名以上の、以前に働いていた治療院の患者さんが来院し、たちまち人気治療院となる。

連絡先

メディカルアースClear
院長 須藤清太郎
〒180-0004　東京都武蔵野市吉祥寺本町1-20-15
クレッセントビル102
tel. 0422-27-2983
fax. 0422-27-2983
email : info@medical-earth-chikyuya.com
URL http://medical-earth-chikyuya.com/

〒390-0847　長野県松本市笹部646-33
古田式整体 吉祥寺整骨院 2015年オープン予定

診療時間

午前 : 9時～11時半
午後 : 2時～8時

休診日

休診日なし。

写真左から、榎本八起トレーナー、古田貴志。

人間の身体は小さな地球

地球に存在するものはすべてつながっています。そして、その1つでも状態が変化すると、生態系に大きな影響を及ぼします。

私たちの身体も同じです。

肩がこる、腰が痛いといった症状も、その部分だけが不調をきたしているのではありません。必ずどこか、ほかに原因がある。ですから、痛むところだけに気を取られずに、身体全体のバランスを見て、原因を突き止め、解消しなければなりません。

そして、私たちが生きる地球全体を広く見つめ、この地球で、人の役に立つことがしたい。こうした願いを強く抱き、2010年に開業した治療院を「メディカルアース地球屋」（現在はメディカルアースＣｌｅａｒに院名変更）と名付けたのです。

私の考え方には、アメリカのミシガン州立大学で「オステオパシー」の研修課程を修了したことも、影響しているかもしれません

「オステオパシー」とは、100年以上前に、アメリカのアンドリュー・Ｔ・スティルス

医師が提唱した治療法で、アメリカでは「医学」として認定されています。

「オステオパシー」は、骨だけでなく、筋肉、神経、リンパ、内臓など、身体をつくる要素をトータルにとらえ、構造的に動きが悪いところを見つけ出します。

そして、人間の身体がそもそも持つ、自然治癒力を助けるように治療することを目的としているものです。また、「オステオパシー」以外にも、カイロプラクティックなどのさまざまな理論を踏まえ、とくに頭蓋骨、肩甲骨、そして骨盤の3つを、あるべき位置に導き、正しく動けるようにすることで、患者さんの痛みや不調を改善、解消しています。

患者さんには宿題を出す

人間は、ほんとうは、骨だけで立っていることができます。

それほど、ガイコツというのは、私たちのあるべき姿を示しています。

ところが、なんらかの原因で骨がゆがみ、筋肉を引っぱるところが生じます。また逆に、筋肉がこわばって骨をあるべき姿から変えてしまうこともあるのです。

私は、こうした理論と、患者さんが「なぜ、肩がこっているのか」「手がしびれるのか」、また、交通事故の患者さんだったら「首が痛いのか」を結びつけ、一人ひとりに「あなたの場合はこうですよ」ということを、必ず説明をします。

そして理解をしてもらったうえで、「一緒によくしていこう！」という気持ちで治療に取り組みます。ですから、施術後は患者さんに宿題を出すことも多くあります。

たとえば、腰痛の患者さんだったら、生活状況を聞き、座りっぱなしが一番の原因と判断したとします。そうであれば、座りっぱなしで一番縮みやすい、もものつけ根にある「大腰筋のストレッチを、1週間続けてみましょう」と提案します。

そうすることで「一緒に腰痛と闘う」気持ちになってもらえるうえ、再発防止にもつながるのです。

ベビーマッサージから介護予防運動までを目指す

今、私は、こりや痛みの治療以外にも、こうした自宅でできる痛み予防法、必要な筋肉を鍛えて再発を防ぐトレーニング、さらにはダイエット治療にも力を入れています。たとえば、交通事故の症状で一番多い、むち打ちに対しては、頸椎《けいつい》の5番目が、前にすべるような形でゆがむことが多く、それを治さないと10年後でも症状がぶり返します。ですから、患者さんと一緒に、ここに負担をかけないような姿勢づくりをします。

私の夢は、今やっている施術やトレーニング指導などに加え、食事のアドバイスなどのトータルケア、そして年齢的にも、ベビーマッサージから介護予防運動まで、生まれてから命が尽きるまで、「ここに行けば元気でいられる!」と思ってもらえるような、健康施設をつくること。

目指す夢を叶《かな》えるために、大きな力となってくれるのがスタッフです。幸いなことに、私のところには、大手スポーツジムマネージャー兼トレーナーを経験したあと独立し、多くのスポーツ選手などの身体を甦らせた、榎本八起トレーナーが専任でいてくれます。

私たち2人は、この目標のためにも、来てくださる患者さん、一人ひとりの笑顔を大切にし、元気に動ける喜びを知っていただきたいと思っています。

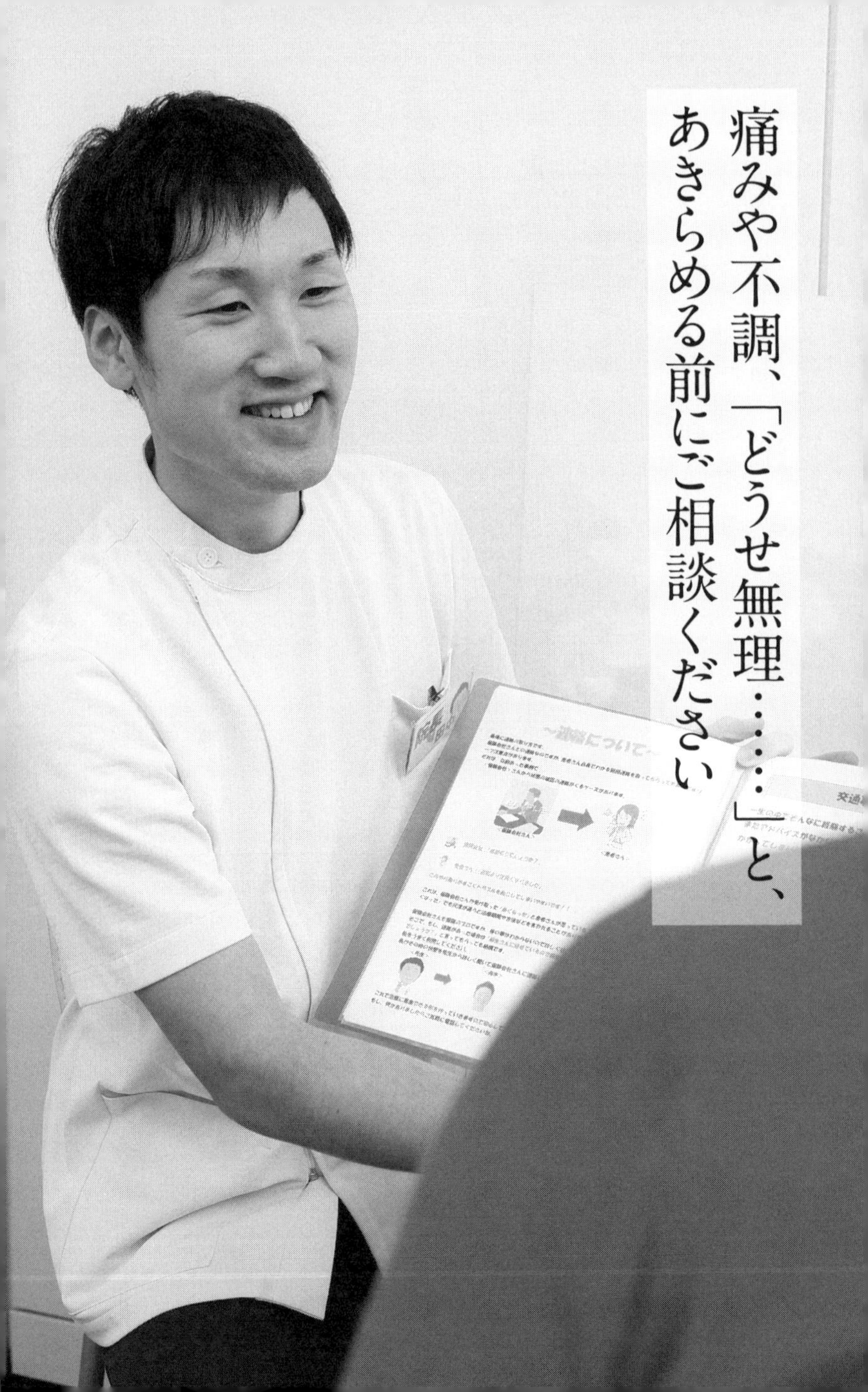

痛みや不調、「どうせ無理……」と、あきらめる前にご相談ください

整骨院ベスト22

10・元気堂鍼灸整骨院

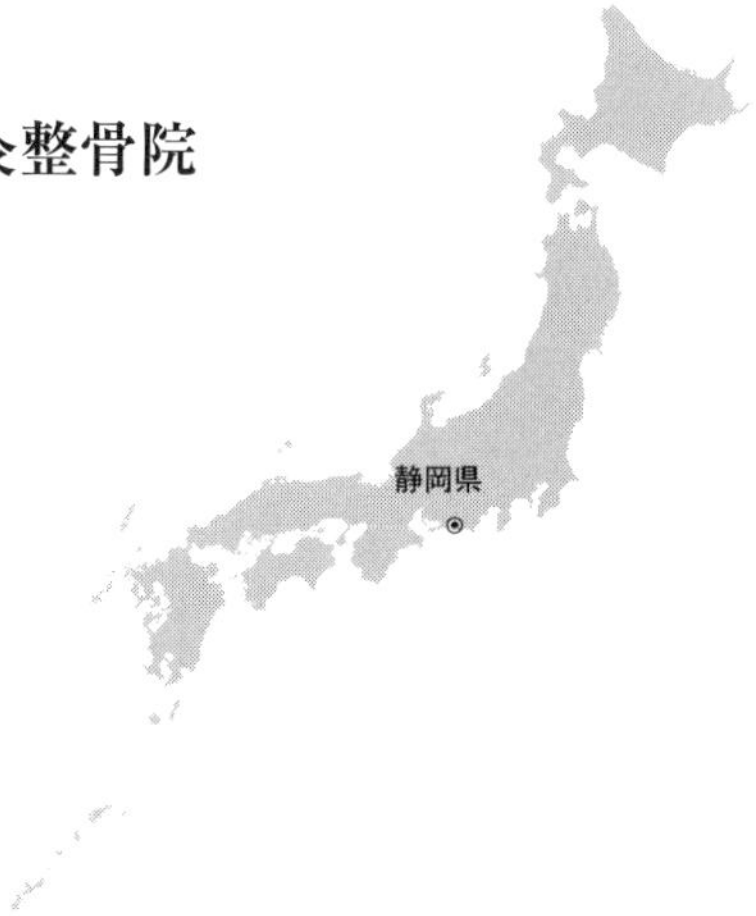

田中　亮輔

（たなか・りょうすけ）

元気堂鍼灸整骨院 院長

部活動でケガをしたときに、整骨院で完治し柔道整復師という職業を知る。
子どものころから、習い事など、何をやっても続かず、将来の目標もなかったが「ケガを治す」ことで人を喜ばせる仕事に魅力を感じ、この道を目指す。

連絡先

元気堂鍼灸整骨院
〒432-8001　静岡県浜松市西区西山町2261-2
tel. 053-485-8218
fax. 053-485-8218
email : genkidou0411@gmail.com
URL http://www.genkido-seikotu.com/

診療時間

午前：9時～12時半
午後：3時～8時

休診日

毎週木曜日午後、土曜日午後、日曜日、祝日。

地域に密着して車の修理までご案内する

元気堂鍼灸整骨院は、学生時代からお世話になり、私の第二の故郷といえる、浜松に「なにか恩返し」がしたいと3年前に開業しました。

できるだけたくさんの人を元気にしたいと考えていますので、お待ちいただく時間を可能な限り少なくしようと、ベッドの数も20近く、そして、駐車場も15台以上分のスペースをご用意しています。

また、優秀なスタッフが集まり、常に新しい技術を取り入れて、お互いに教え合ったり、勉強会などをしたりして切磋《せっさ》琢磨《たくま》していますから、「ちょっと身体の調子が悪いな……」と感じたら、いつでも気軽に相談していただけます。

私は、自分たちの治療には大いに自信を持っていますが、治療家は「自分にできること、できないこと」を見極めるのも大切だと考えています。

ですから、患者さんのメリットを一番に考え、「この症状だったら、整形外科がいいだろう」と思えば整形外科、場合によっては内科や脳神経外科と、ほかの医療機関を紹介します。

また、「浜松の人の役に立ちたい」という気持ちが高じて、交通事故にあわれた方には、治療だけでなく、保険会社との対応や、車の修理までご案内しています。

地域の方の不便を取り除き、心から元気になってもらいたいと思っているのです。

患者さんが選べる治療が特徴

ただし、痛いところ、そして、不調を感じる部分を改善するには、治療家に任せっきりではダメです。

患者さんもまた、「治りたい」「治したい」と考え、自分がどういう状態で、どんな治療をするからよくなるのかを理解してほしいのです。

そうすれば、治る速度もグンと高まります。

そのために私たちは、希望する患者さんには、カウンセリングを行います。

現在の状況と不調の原因をきちんと説明し、こうすればよくなると提案する。

そうしてじっくり時間をかけることで、回復させる基礎を築き、しっかりとした健康をそのうえに積み立てます。

また、交通事故の患者さんは、混乱しがちで、精神的な戸惑いが、回復を妨げることがあります。ですから、できるだけ、カウンセリングをお勧めしています。またそのときには、円満に解決できるように、書類の整え方なども、細かく相談にのります。

そしてそのあとで、患者さんに治療法を選んでもらいます。

「時間がないからあまり通えない」という人や「とにかく早く治したい」という人など、患者さんの気持ちや事情はさまざまです。

でも、どんな方でも、望む結果が得られるよう、治療法をイラスト入りの1冊の本にまとめ、そこから、話をうかがった患者さんの希望に沿うものを、選んでいただきます。

「まわりの人を喜ばせる能力を活かせる仕事に就きなさい」

私たちは、症状や原因ばかり治すのではなく、心も同時に癒します。

ですから、治療以外のことでも、安心して身体をよくすることに専念できるよう、車の修理などまでご紹介しているのです。

私がこの仕事に就いたのは、小学生のときから私を見守ってくれていた恩師の言葉がきっかけでした。
「君は、勉強は天才ではないが人当たりや、人との接し方、まわりの人を喜ばせることについては、誰より優れている。その能力を人のために活かせる仕事を探しなさい」と言われ、巡り合ったのが柔道整復師だったのです。

身体の不調を抱えてしまうと、心から満足いく生活を送るのが難しくなります。でも、あきらめないでほしいのです。
「眠れない」「頭痛がする」など、どんな悩みでも構いません。「こんなこと、相談してもいいのかしら」などと迷わずに、私たちにご相談ください。

少しでも身体がよくなり、喜んだり幸せを感じたりできるよう、さまざまな面からサポートさせていただければと思っています。

交通事故被害者の救済活動から得た、知識、経験と実績が豊富！

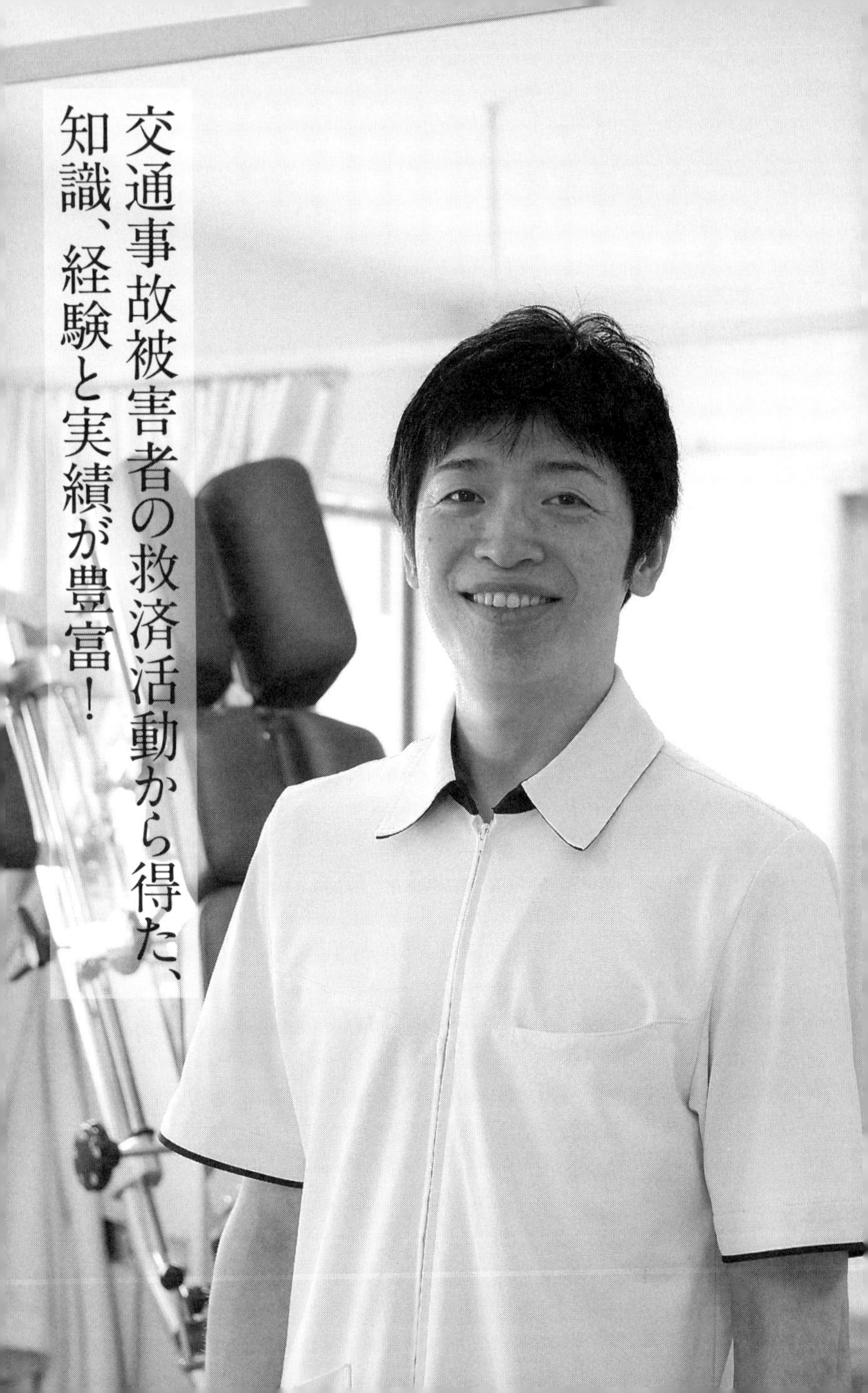

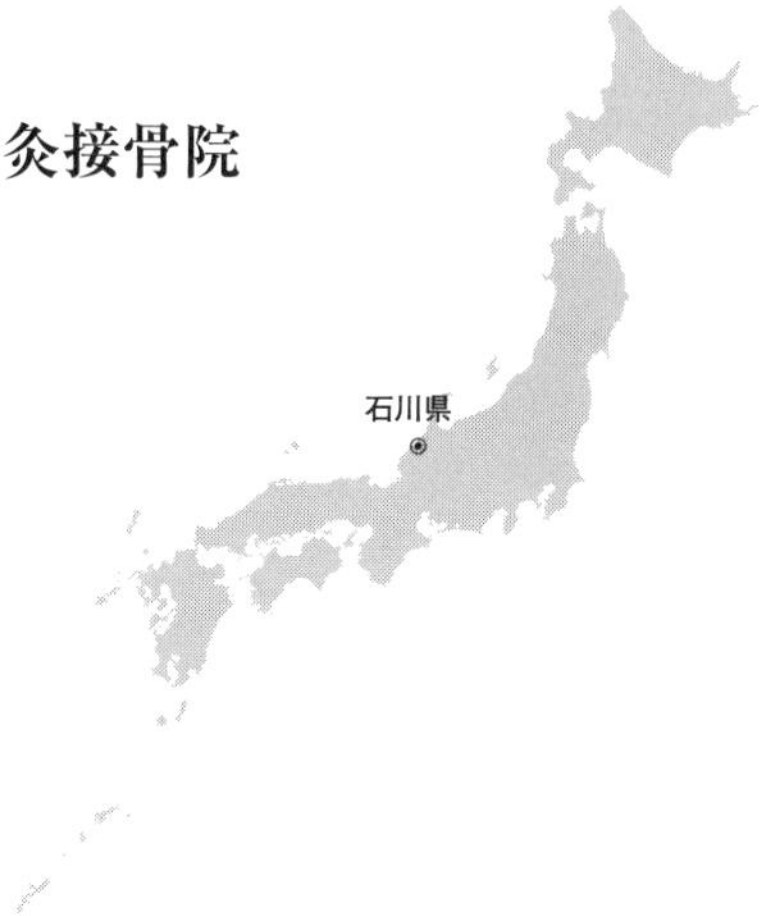

瀬川　潤

（せがわ・じゅん）

おれんじ鍼灸接骨院 院長

バスケットの国体強化選手に選ばれた直後に、試合中に左手首を骨折。選手として大きな挫折を味わう中、治療やリハビリを担当したスタッフに、不安を解消し支えてもらった経験から、治療家の道を目指す。
実業団チームを引退するときに決意し開業。

連絡先

おれんじ鍼灸接骨院
〒923-0832　石川県小松市若杉町ニ45-4
tel. 0761-21-1777
fax. 0761-21-1777
email : orange.chiryou@gmail.com
URL http://orange-chiryou.com/

診療（受付）時間

午前：8時半～12時半
午後：3時半～7時

休診日

毎週土曜日午後、日曜日、祝日。

独自の交通事故専門治療で最短距離での回復を目指す

当院は、交通事故で起こった、数々の頑固な症状に、筋肉（関節）系、骨格（ゆがみ）系、神経（運動神経・自律神経）系と、３本の柱で築いた、独自の治療プログラムを用意しています。ケガや不調の特徴に合わせて使い分けると同時に、３つを組み合わせることで、高い治療効果を発揮するのです。

一般的な治療院では、筋肉にアプローチする方法がメインになりますが、私たちはそれに加え、矯正施術を行うことにより、骨盤や背骨のゆがみにアプローチし、鍼灸やアクティベータ・カイロプラクティックを使い、神経へと働きかけることにより、最速で治癒できるようにします。

また、交通事故というのは、突然に起こるものです。必ず発生すると考えて、準備している人は、皆無に近いでしょう。だからこそ、交通事故にあわれた多くの患者さんは、慌てふためき、どうしたらいいのかと右往左往してしまう。

交通事故の対応は、治療だけにとどまらず、法律（賠償）や自賠責保険の制度についても深い知識を必要とします。当院では、弁護士、自動車整備会社、ハウスメーカー、保険会社など、事故後の処理に関連する、さまざまな業種と連携を取りながら、交通事故被害者の救済を行うと同時に、市民を対象にした「交通事故救済活動」のインストラクターを行っている実績があります。また、交通事故被害者の無料相談窓口として、幅広く一般の方からの問い合わせにも対応しているため、経験と実績が豊富なのです。

「先生、そんなことも知らないんですか?」と言われて発奮

でも実は、交通事故の患者さんに初めて対応したときは、まだ知識が十分でなく、任意保険会社の担当の方に「先生、そんなことも知らないんですか?」と言われてしまったことがあります。

私の性格は「負けず嫌い」なので、そのひと言が悔しくて、夜も眠れないくらいでした。ですから、その日からしばらくは睡眠時間を極端に減らして、交通事故のこと、自賠責保険のこと、任意保険のことを勉強しまくり、院内資料にまとめたのです。

おかげで当院では、資料を活用した患者さんへの対応が標準化され、説明もわかりやす

くできるようになりました。今では、このときの保険会社の担当の方にとても感謝しています。

自然治癒力で回復する手助けをしている

治療に来られる患者さんは、自分の症状や気持ちを言いたくても、うまく表現できない方も多くいらっしゃいます。とくに、交通事故にあわれた方は、自分で考えている以上に、強い衝撃を受け、治療以外にも法律（賠償）、保険の制度や対応など、さまざまなことで悩みを抱えているものです。そうした患者さんが言葉にしない心の声を、表情や声のトーンに注意を払い、できるだけ吸い上げるようにしています。

また、一般的な治療院では、痛みや症状を追いかけるケースが多くありますが、私たちは、痛みなどは「身体が発するサイン（警告信号）」として取り組みます。症状が出ている部位だけでなく、なぜ、どこから、そのサインが出てきているのかを探り出すのです。身体全体のゆがみや重心、筋肉のバランスなど、姿勢分析やバランス検査から得たデータを含め、根本から解消する治療を目指しています。

人間には誰でも、必ず自分で自分の身体を治そうとする治癒能力が備わっています。まずは、それを信じてほしいのです。私たちは、患者さんが持っている本来の力を、引き出すきっかけを与えたり、その手助けをしたりすることを最大の目的としており、さまざまなアプローチにより患者さんの状態に合った施術を行います。

手首の痛みで、病院を何軒もまわり、「手術をしないと治らない」と言われた患者さんがいました。2年間、まったく症状が変わらなかった痛みが、当院の2回の施術、わずか1週間で消失したときは、驚きながらもとてもうれしく思いました。そして、あらためて、人間の治癒能力の素晴らしさに感動したものです。

このように、患者さんの治癒能力を「うまく引き出せた」と感じるときは、非常にうれしく思いますし、治療家の道を選択してよかったとも思います。

日本では、起きてしまった症状に対処することが一般的ですが、なかなか回復せずに、あきらめている人も大勢います。ですが、身体の不調を「しかたがない」と受け入れないでほしいのです。私たち一人ひとりが持つ、素晴らしい力を信じて、「一緒になんとかしたい」と思っている、治療院の門を叩いてほしいと思います。

岐阜で一番「楽笑《らくしょう》」が集まる整骨院！

痛みは楽楽《らくらく》に、顔は笑笑《にこにこ》に

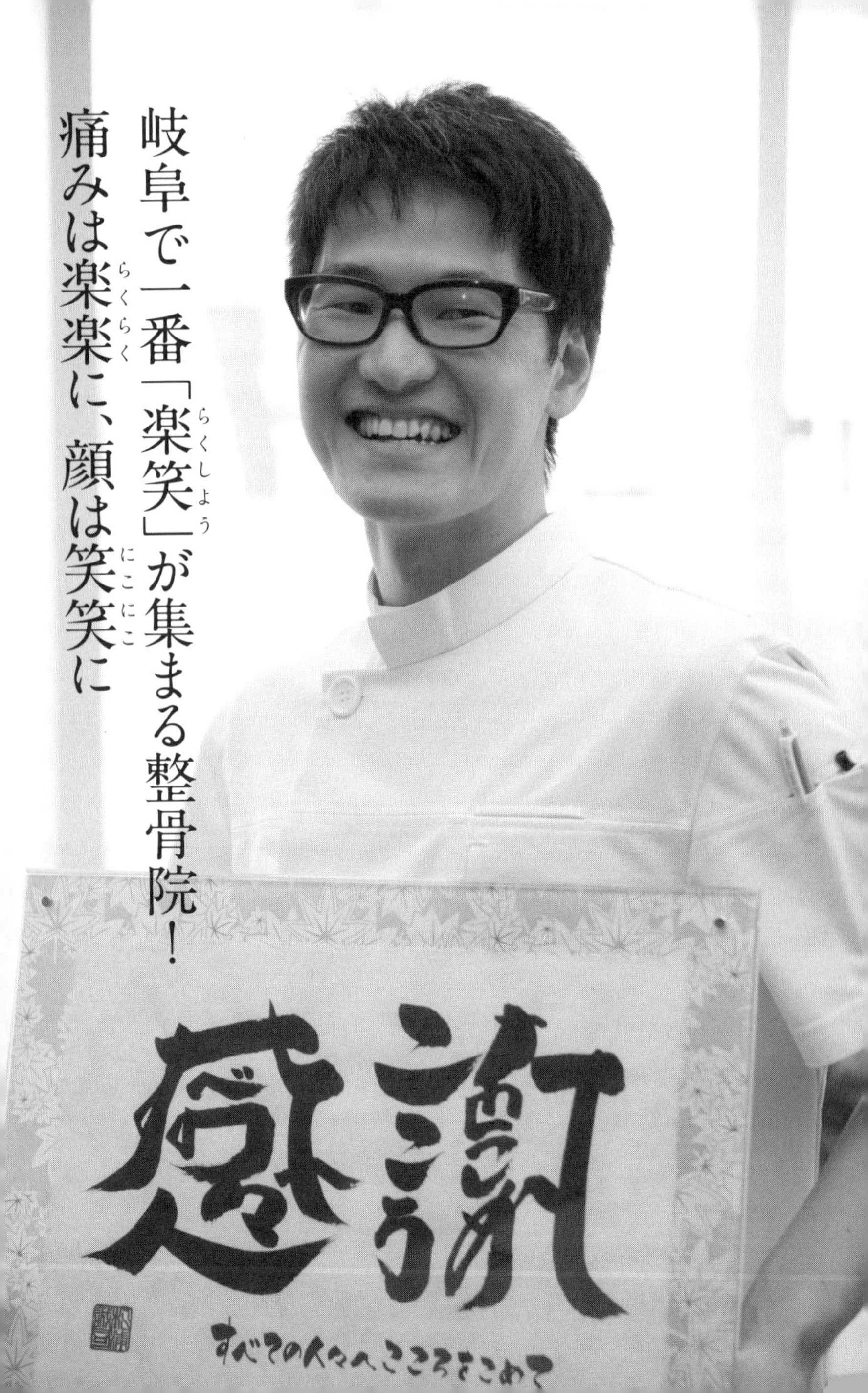

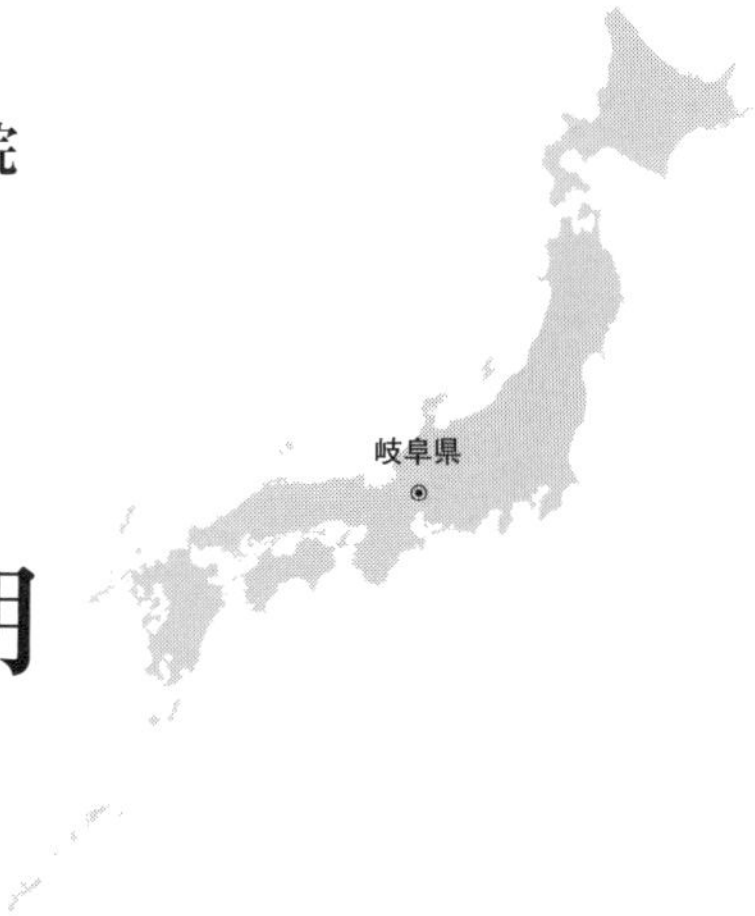

集治　慶次朗

(しゅうじ・けいじろう)

集治整骨院 院長

小学校から高校まで野球を続け、高校3年のとき、甲子園出場を果たす。10年間の選手生活のなかで、身体のコンディションを整える大切さを実感。
ケガや故障を治してくれた先生にあこがれ、治療家になろうと志す。

連絡先

集治整骨院
〒501-0201　岐阜県瑞穂市馬場春雨1-56
tel. 058-322-7601
URL　http://www.shuji-kansha.com/

診療時間

午前：9時～12時
午後：3時～8時
（水曜日、土曜日は9時～13時）

休診日

毎週水曜日13時以降、土曜日13時以降、日曜日、祝日。

交通事故で整骨院に行っていいの？

交通事故にあった患者さんは、ケガをするとまず整形外科に行きます。「まさか、整骨院で治療ができる」とは思っていない方が大半だからです。

交通事故だけではありません。頭痛、肩やひざの痛み、腰痛、腱鞘炎《けんしょうえん》、産後の骨盤のずれ、寝違え、スポーツでの故障、そしてダイエットまで、すべてしっかりと対応している整骨院があるということを知らず、「整骨院って、いつ行くところなの？」と感じている方が多いのが残念でなりません。

病院に行って痛みを訴えても、検査をしたら「何でもない」と言われ、結局、湿布と痛み止めをもらっただけ、という患者さんがよく来院されます。

私たちは、レントゲンを撮って、患部の状態を目で見ることはできません。

しかし、人間の身体に対する深い知識と、長年の経験により、痛みのほんとうのポイントを探し出します。たとえば「首が痛い」という患者さんでも、実は原因は身体のゆがみや腰にあったりすることもあります。その理由を見つけ出すためには、触診と問診が重要な役割を果たします。

そのため私たちは、けっして流れ作業の治療をせず、いつも通っておられる方でも、必ず毎回問診をして変化をたずねます。そのように、患者さんとの会話を大切にし、交通事故を含むそれぞれの症状に対して、個別の治療プランを提供しているのです。

整形外科での修業経験も役に立っている

私は整骨院を開業するための国家資格である、柔道整復師の学校に通っていたとき、整骨院でアルバイトをし、卒業後、整骨院と整形外科、両方で働いていました。だからこそ、病院でできることには限りがあるというのが、身に染みてわかっています。

また、働いていた整骨院は、デイサービスを併設しており、幅広い年齢の方で、治療に来られない人たちのリハビリもしていました。

体調が悪い、どこかが痛いと感じていても、整骨院に来られなければ、確実に日常生活の質が下がります。その現実を目の当たりにして、誰であっても、そうなってほしくない、できるだけ長く健康でいてほしいと、痛切に感じました。

そうした幅広い分野での経験と、分院長を任された体験があるからこそ、今の整骨院では、生活スタイルなども確認し、普段の生活から改善して、可能な限り不調の原因を取り除くようにしています。

また治療家として、常に新しい知識を取り入れるため、大阪、東京などでの研修受講も欠かしません。さらに、世界40カ国以上の医療現場で使用されている、物理療法機器コンビネーション刺激装置「EU940」などの、最新機器も取り入れています。

最近では、「全国平均マイナス10キロのダイエット」や、「寝ているだけで9000回分の腹筋効果がある、ウエスト引きしめメニュー」、そして「肌の若返りハーブピーリング」などの新しいメニューが好評で、30~50代の女性の患者さんが増えています。

毎日一人反省会をしている

医療や人間の生活スタイルなど、多くのものは、時代とともに変化をしていきます。

ですから私は、常に自分自身に課題を見つけ、変化することを心がけています。

治療に関しては、毎回、患者さんに接する度に「一人反省会」をして、「もっとこういうことができたのではないか」「もっといい方法があるのではないか」「もっとニーズに応えるにはどうしたらいいか」などと考えています。

また、この仕事を通して、日々強く感じるのは、「健康」はなにものにも代え難いものだということです。健康でなければ、おいしくご飯を食べたり、趣味の時間を楽しんだりするのも難しい。友人と会ったり仕事をしたりすることも、つらくなってしまいます。そんな大切な、健康に携わる仕事をしていることに、幸せと同時に、使命感もひしひしと感じています。

私は「楽笑《らくしょう》」という、合い言葉をつくり、当院で使っています。

これは、患者さんには痛みを楽にして笑顔で過ごしてほしい、そしてスタッフには、元気で楽しく、ニコニコとしてほしいという願いがこもっています。

私とかかわる家族、スタッフ、患者さんが健康でイキイキと、笑顔で生活できること。そして、岐阜県で一番「楽笑」が集まり、「ありがとう」のキャッチボールができる。そんな治療院を目指して、尽力していくつもりです。

オリジナルの「ゆがみチェック法」で、身体のバランスを診断

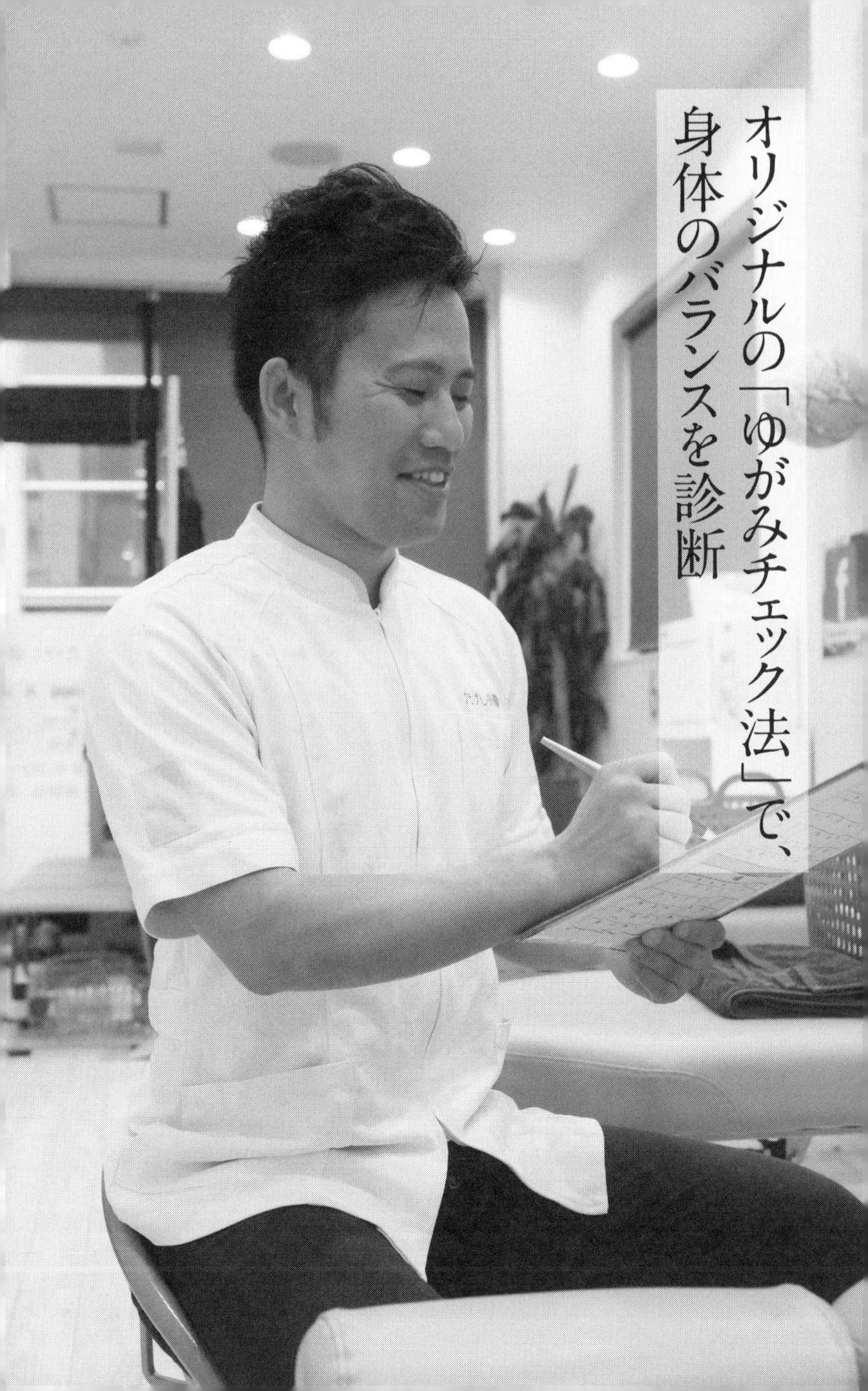

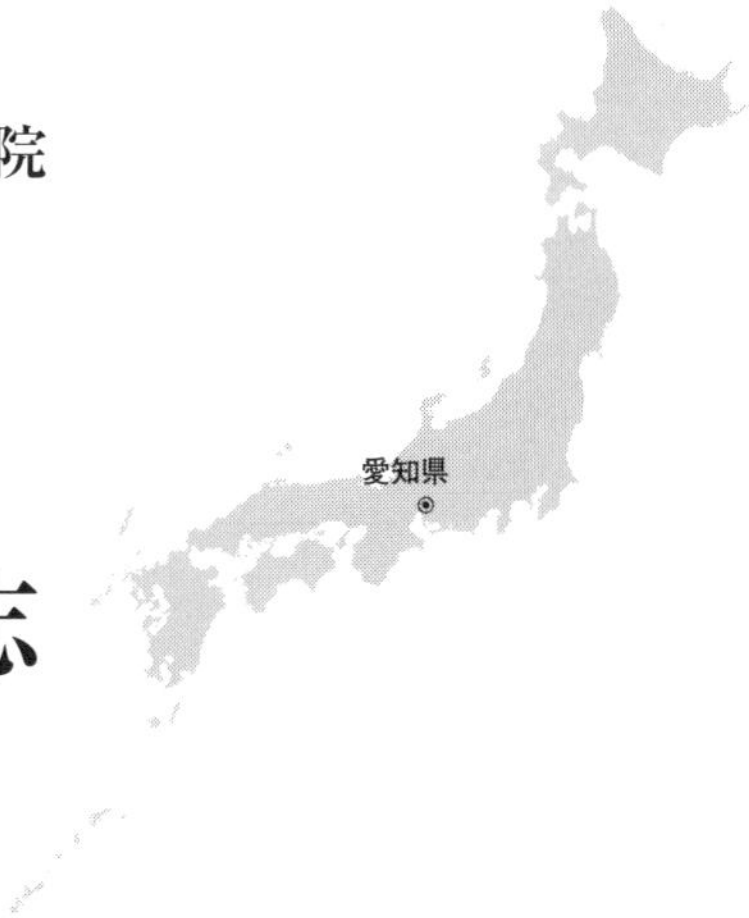

水之江　健志

(みずのえ・たけし)

たけし接骨院 総院長

高校時代のケガを、治療院の先生に治してもらったことから、人の助けになれる治療家を志す。
開業後に試行錯誤し、痛みを取るだけの施術ではなく、根本から原因をなくすための、独自の評価法を考案。原因の改善に活用している。

連絡先

たけし接骨院　本院
〒462-0807　愛知県名古屋市北区御成通り3-10
サンステート上飯田
tel. 052-917-6668
email : info@takeshi2525.com
URL http://www.takeshi2525.com/

たけし接骨院　大須院
〒460-0011　愛知県名古屋市中区大須4-11-10
tel. 052-212-7812

診療時間

午前 : 8時半～12時
午後 : 4時～8時

休診日

毎週水曜日午後、土曜日午後、日曜日、祝日。

あらゆるトラブルを最短で解消するにはバランスを整える

たけし接骨院では、患者さんに対して、とてもユニークなアプローチをします。

一般的な治療院では、痛みを評価の基準にし、どこが痛いか、どのように痛いか、そして、どれくらい痛みが消えたかで、患者さんに治療の効果を判断してもらうところが多いでしょう。

一方私たちは、痛みの「原因」は、患者さんの身体のどこにあるか、なぜそうなったのかを、患者さん自身で体感してもらいながら、探っていきます。

するとまず、これから行う治療に対して、なぜ必要なのかを理解し、納得していただけます。気持ちのうえでも信頼してもらえれば、治療の効果も上がります。

次に、なにが悪かったのかわかれば、ご自身で日頃から痛みが出なくなるよう、気をつけるようにもなります。そうすれば、痛みがぶり返す可能性もグンと低くなるのです。

私は、多くのトラブルを、可能な限り素早く解決に導くためには、身体のバランスを正しく整えることが、重要だと考えます。

これは、慢性の痛みを抱える患者さんでも、交通事故でケガをした患者さんでも同じです。身体の軸がぶれていると、どこかに負担がかかりますから、「自分でよくなろう」とする、自然治癒力がうまく発揮できなくなってしまうのです。

こうした考えから私たちは、ただ単に、痛みを解消するだけでなく、前後左右のバランスを正しくするための、骨盤矯正や独自の治療法を行っています。

正しく軸を使えている人はほとんどいない

私がこの考えに至ったのは、とあるスポーツ整形外科で研修を受け、学んだことが大きく影響しています。

そこは、プロスポーツ選手も多く来院する整形外科で、リハビリなどを手伝いながら、常に「なぜ、故障してしまうのか」を考えていました。

普通に身体を使っているだけなら、スポーツ選手であれば、パフォーマンスを発揮するためのトレーニングもしているのですから、すぐに故障するわけではありません。ところが、身体の軸がしっかりしていないと、負担がかかるところにさまざまな症状が出てしまうのです。

これは、一般の方でも同様です。

身体の軸を意識して正しく使えている人は、ほんとうに少ないのです。

私は、ここでの研修のほかにも、整体、運動学、解剖学、トレーナーとしての活動などを通して、長い間、「どうすれば、原因を解消して、より早く痛みをなくすことができるのか」考えてきました。そして、生み出したのが、現在行っている治療法なのです。

ここで一つ、あなたの身体のバランスが、ほかの部位にどう影響を与えるか、実感するチェックをご紹介しましょう。

椅子に座っているときに、左のお尻に体重をかけてみてください。

すると、ほんのわずかですが、左のあごに力が入るはずです。

反対に右のお尻に体重をかけると、右のあごに力が入ります。

こうして、身体の中心部のわずかなずれが、身体の離れた場所のゆがみに通じるのです。

私はこうしたオリジナルのチェック方法を、数多く開発し、ほかの治療家の方にも役立てていただきたいと、セミナーなどでも教えています。

歩いている人を見て分析するクセがある

また私は、日頃から歩いている人やスポーツ選手の動きを見て、勝手に分析するクセがあります。そして、「こんな動きをするなら、この人はここが痛いかも……」などと、考えることもあります。

自分でも、サーフィンやスノーボードなどのスポーツをするので、自分の動きをイメージして実践、そして、改善を繰り返したりもします。

日常生活でも、あらゆることを、身体の動きや治療に結びつけて考えているので、よく「ストイック」だと言われますが、自分なりに患者さんをよくする方法が見つかることが、最大の喜びなので、まったく苦にならないのです。

交通事故の治療だけでなく、
賠償のサポートなど悩みを1カ所で解決

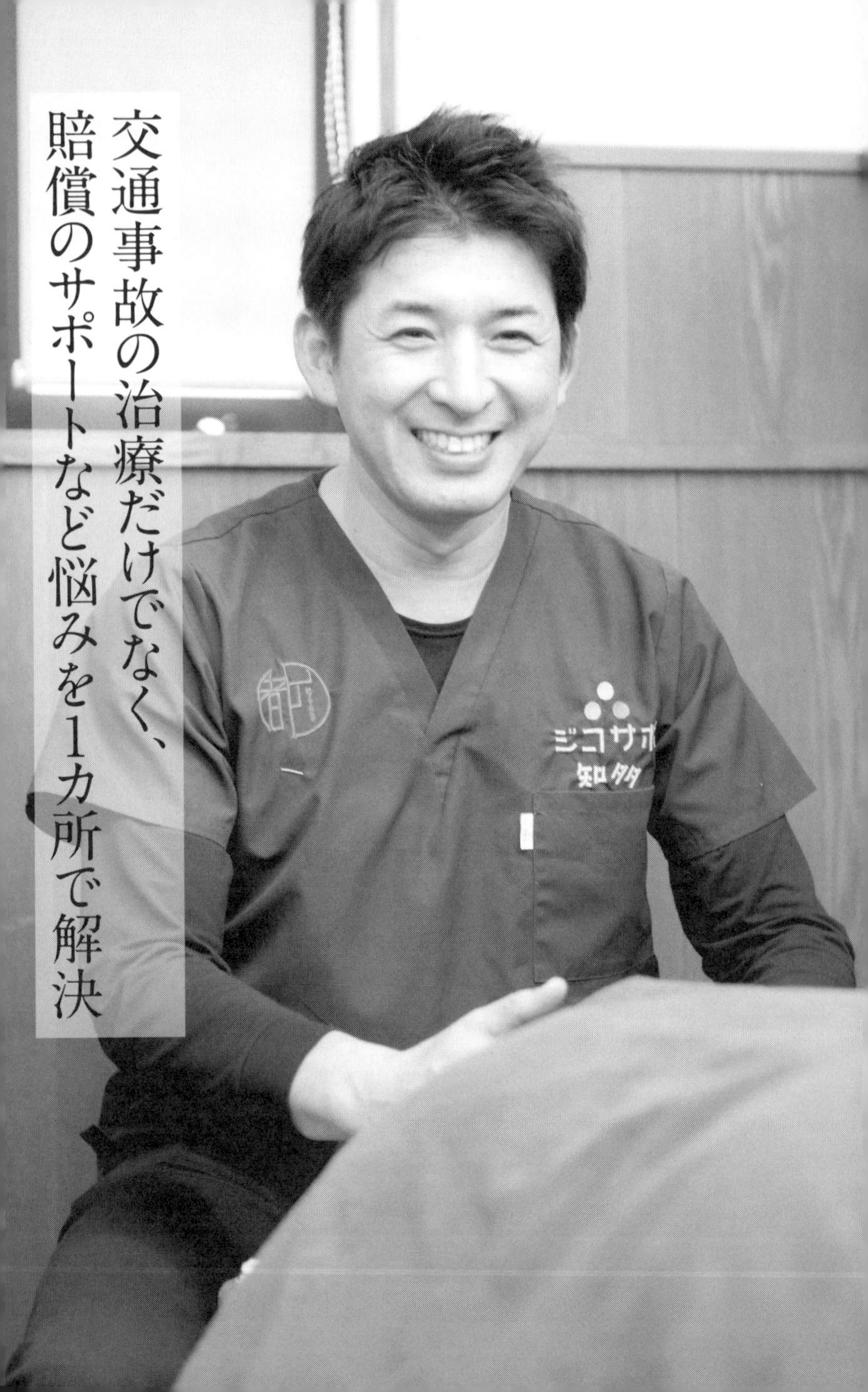

14・都鍼灸接骨院

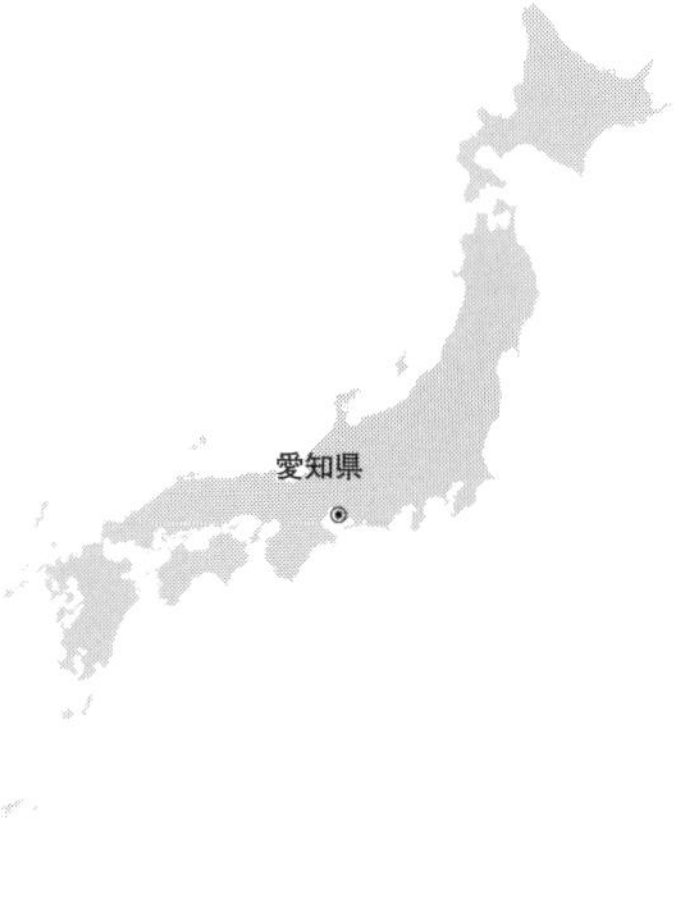

間瀬　博吉

（ませ・ひろよし）

都鍼灸接骨院 院長

1973年5月11日、愛知県半田市生まれ。B型。柔道初段。

大阪府立大学を卒業後、柔道整復師の免許取得。

3年間の修業中に、分院を任されるが、まわりのスタッフに助けられ、「自分一人で運営しているのではない」と実感。

スタッフ全員と連携して、レベルの高い治療院を目指す。

連絡先

都鍼灸接骨院
〒475-0821　愛知県半田市船入町20
tel. 0569-26-3140
fax. 0569-26-3140
フリーダイヤル 0120-385-250
email : miyakohanda@gmail.com
URL http://www.miyakohanda.com/

診療時間

午前 : 8時半～12時
午後 : 5時～9時

休診日

毎週水曜日、日曜日午後。

治療はベッドの上だけのものじゃない

「患者さんがドアを開けて入ってきた瞬間から、治療が終わって帰り、そして、完全に痛みや悩みが回復するまで」を、私は「治療」だと考えています。

治療とは、単にベッドの上で施すだけのものではありません。

治療院の雰囲気から、スタッフの明るい挨拶、患者さんをリラックスさせる会話、そして患者さんが求めているものを察して、先に提供していくサービスまで、すべてが揃ってこそ、信頼される治療院になれるのではないでしょうか。

私だけでなく、スタッフも「そんな環境づくりも自分たちの仕事だ」と思っていないと、ほんとうに患者さんのためになる治療はできません。

私たちは「チーム都」です。治療家の技術がしっかりしたものであるのは当然として、全員で患者さんの回復をサポートする。そんなチーム力も大切にしたいと考えています。そのためには、スタッフが気持ちよく働き、患者さんの笑顔を見ることを喜びとする。そんなお互いに心地いい環境をつくろうと、日々工夫を重ねているのです。

むち打ち治療では治癒率98%

都鍼灸接骨院では、交通事故にあった患者さんに一番多い症状であるむち打ちの治癒率98%を誇ります。

独自の手技にこだわった「みやこ式むちうち治療」と「みやこ式腰痛治療」を中心に、効果的な治療を患者さんの状態に合わせたオーダーメイド方式で行います。

病院やほかの治療院に通っていて、効果が出なかった、または、何年か経ったあとに、何らかの原因で「症状がぶり返した」という患者さんでさえ、ほぼ全員がしっかりと回復しています。

交通事故にあった患者さんが、こうした治療の実績のほかに、私たちを信頼してくれている理由は、当院が「NPO法人ジコサポ知多」の本部だからです。

不運にも、交通事故にあいケガをした場合、患者さんはまず、やるべきことがあまりにも多いことに戸惑います。

警察に届けなければならないし、保険会社にも問い合わせしなければならない。また、車の修理や相手との交渉など、自分が痛みを抱えているのに、大変な負担になります。そんなときはまず、交通事故治療だけでなく、賠償のサポートなどの、交通事故のお悩みを、すべて1つのところで解決できる「NPO法人ジコサポ知多」にご相談いただければと思います。

「NPO法人ジコサポ知多」は、弁護士、社労士、心理カウンセラー、自動車修理工場、病院、治療院、そして公平な立場からアドバイスできる保険会社などの、専門家が集まった組織です。ご相談内容や、一人ひとりのケースに合わせ、最も適切な治療と賠償の手続きをトータルでサポートしています。

とくに保険に入っておらず、相談するところに困るという場合や、車以外でのバイク、自転車、そして、高齢者やお子さまの事故まで、すべてご相談ください。

また現在、ほかの医療機関でなかなか治っていない方も転院が可能ですし、併院での通院にも対応できますので、安心して、私たちに任せていただければと思います。

また、私たちは、治療院を出ても、効果が続く治療として、「ファイテン療法」というものも行っています。これは、世界各国で100以上の特許をとった、金属の特性を活かした技術でつくられた、ネックレスやテープなどを、痛みのケースによって身に着けていただき、自然治癒力を高めようというものです。

こうして常に、新しい技術や情報を探し、ほんとうによいと思ったものだけを提供するように心がけています。

人とのつながりで自分も成長する

私は、患者さんのみならず、ご紹介くださった方、提携病院の担当医など、何らかのかかわりがあった人、すべてに毎週手書きのお礼状を出しています。

なぜなら、治療院のスタッフも含めた、こうした人とのつながりで、私たちは助け、助けられ、お互いに成長しながら、目指すところにたどり着くのではないかと思っているからです。

ご縁がある方を大切にし、みんなが健康で幸せな人生を送る。

そのために微力ながら、できることをコツコツと積み重ねていきたいと思っています。

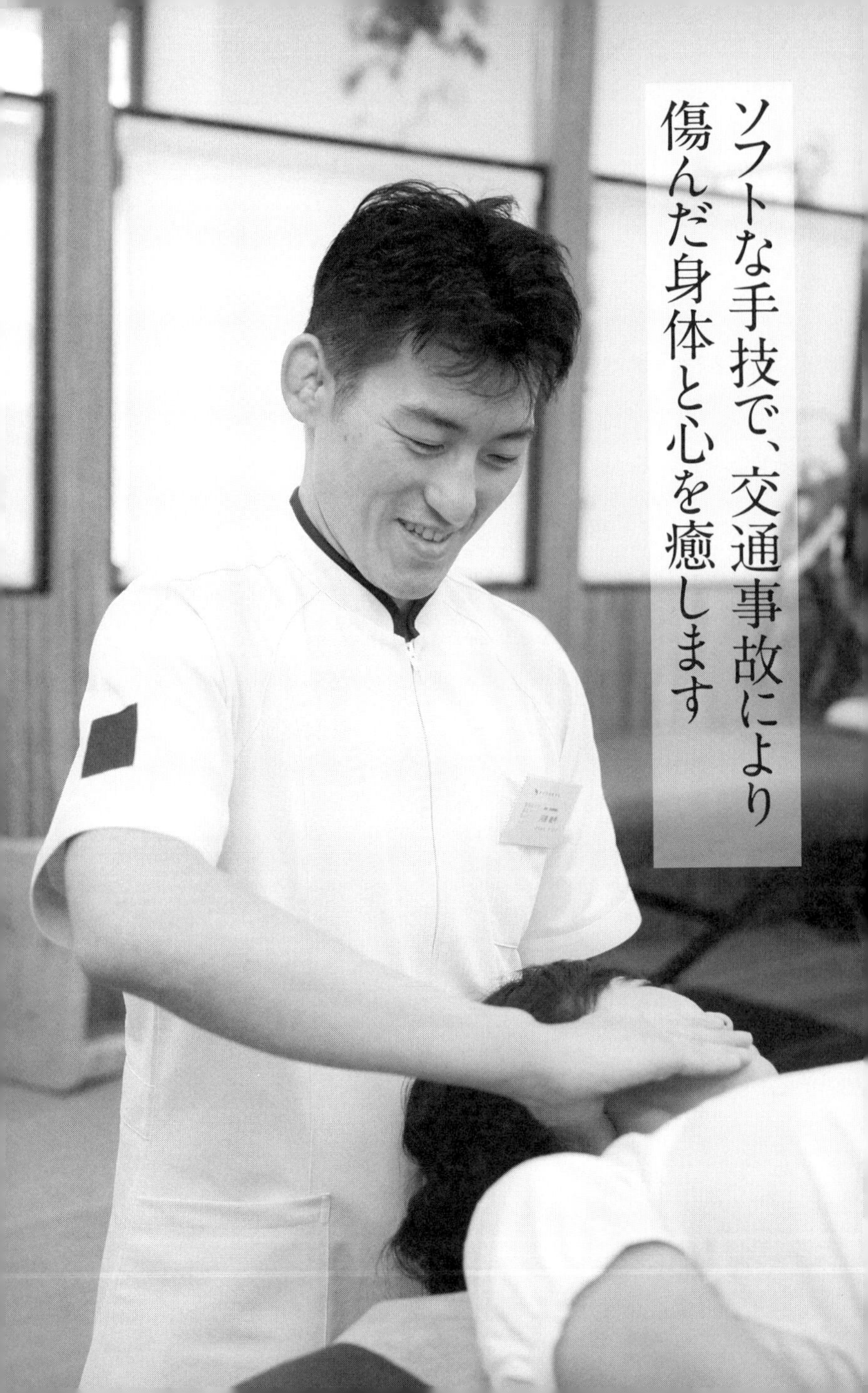

ソフトな手技で、交通事故により傷んだ身体と心を癒します

15・高畑駅前接骨院

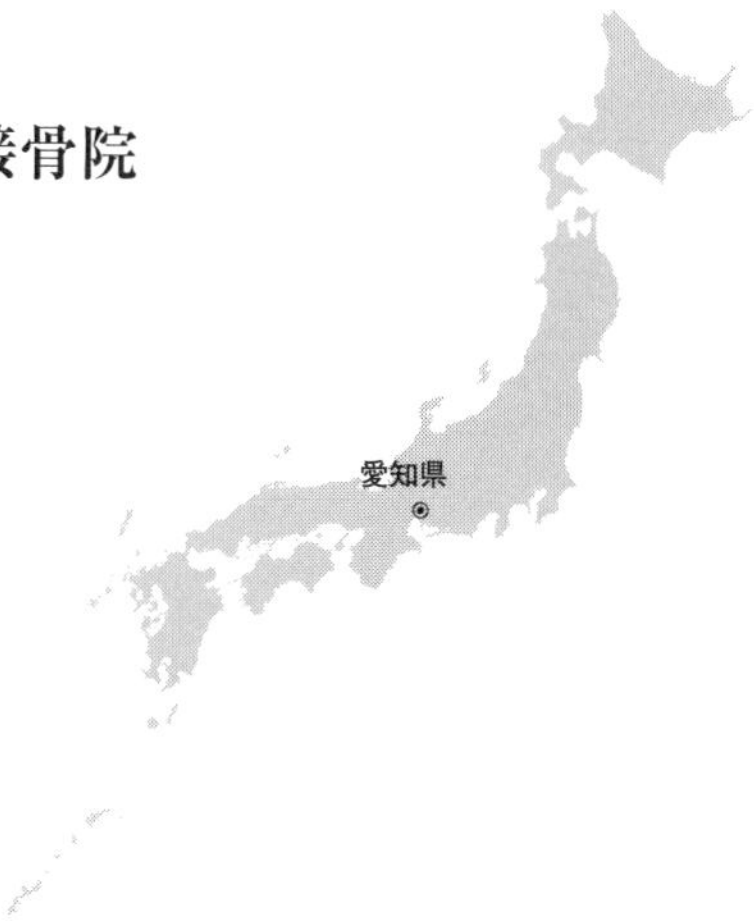

河原　龍秀

（かわはら・たつひで）

高畑駅前接骨院 代表

幼少のころから柔道を始め、中京高校（現中京大中京高校）、明治大学で本格的に取り組むも、数多くのケガに悩まされる。その経験から、ケガや痛みで悩む人の手助けになろうと、柔道整復師を目指す。国家試験合格の3年後、柔整専科教員取得。治療のかたわら、教育にも情熱を注ぎ、2003年から10年間、米田柔整専門学校で教鞭を執ったのち13年5月開業。

連絡先

高畑駅前接骨院
〒454-0911　愛知県名古屋市中川区高畑4-143
アネックス高畑1F
tel. 052-665-6487
fax. 052-665-6487
email : info@takabata-ekimae.com
URL http://takabata-ekimae.com/

診療時間

午前：9時〜12時
午後：4時〜9時
（土曜日は午前中のみ〔13時まで受付〕）

休診日

毎週日曜日、祝日。

交通事故の患者さんには「治療は痛くないですか?」と聞かれることが多い

女性や交通事故にあわれた患者さんは、痛みにとくに敏感です。痛くてつらい思いをしたあとに、「いくら治療だからといって、また痛くされたくない」と思うのでしょう。多くの方に「痛くないでしょうか?」と聞かれます。

当院では、最初に問診したあと、筋肉を温め、微弱な電流を流しながら、しっかりゆるめ、その後に頸椎、背骨、骨盤などの骨格のゆがみを整えていきます。

ですから、接骨院のイメージでありがちな力まかせに「バキッ、ボキッ」と関節を鳴らすことはありません。グイグイと骨だけに働きかけるのではなく、ソフトな手技で丁寧に筋肉と骨格に働きかけていきます。

また、交通事故の患者さんは、身体に強い衝撃を受けているため、思いもかけない場所がダメージを受けていることもよくあります。ですから、乱暴に検査をせずに、手で触れながら、「ここは今、こういう状態ですね」と説明し、納得してもらって施術をすると、安心されるのです。他の医療機関などで、なにも言われずに、身体を動かされたり叩かれたりして検査をされ、あげくの果てには「何でもありません」と言われたことで不安になり、当院に駆け込んでくる患者さんも多くおられます。

さらに事故にあった方は、突然のことにショックを受け、心が不安定になっています。ですから、なおのこと、患者さんの立場になって、じっくりと話をうかがいながら、心を開いてもらって治療を進めていきます。

私は、交通事故専門士の資格を持ち、正しい治療方針だけでなく、ケガによって仕事や家事ができなくなったときの補償のアドバイスや、必要に応じて信頼できる医師や弁護士などの専門家に紹介することもできます。

治療に専念したいのに、いろいろ心を悩ますことが多いのが交通事故。

交通事故にあってしまい、今の治療に満足していない方、いつまで経っても、痛みが消えない方などを含め、円満に解決したいと思う方は、ぜひ接骨院という選択肢を、考慮していただきたいと思います。

「先生の説明はわかりやすい」と言われる理由

私の母は柔道整復師の資格を持ち、接骨院を営んでいました。また、父は元五輪選手の柔道家であり、私も幼いころから父の指導を受け柔道をしていたため、接骨の技術でケガを治す、また、痛みのある身体を丈夫にする、ということが非常に身近にありました。また、私自身も大学生のとき、大きなケガをしたのを救ってもらった経験もあります。当然のように自分も、柔道整復師の道を歩みましたが、開業する前に、実は母校に請われて、柔道整復師の専門学校の教員を10年間していました。

人に教えるためには、それまで気づかなかった細かな点もしっかり理解しておかなければなりません。どこがどうなっているから、今、こうなっている。そして、こんな治療をすると、こう変化してよくなっていく。

そんなことを患者さんに説明するときに、いつも「わかりやすい」「安心できる」と言われるのは、このときの経験があるからではないかと思っています。

気軽に顔を出してもらえる「窓口」になりたい

そして、10年経ち、後進ができた。自分自身でも悔いがないと思えるまで教員をやりきった。そう感じたときに、次は、「かつての自分と同じ、痛みやケガで苦しい思いをしている人を救いたい」との原点に戻り、独立に踏み切ったのです。

私は常に、「社会にとって、有益な存在でありたい」と思っています。これは柔道の教えでもあります。柔道の創始者・嘉納治五郎師範は「柔道の究竟《くきょう》の目的は、己を完成し、世を補益すること」と説いています。当院が社会に対してできることの一つに、気軽に立ち寄ってもらえる「窓口」になることがあります。交通事故や健康に関して、わからないこと、不安なことがあったら、顔を出してもらい、たずねてもらう。そうすることで、最適な方法を提案したり、紹介したりすることができる。行くべきところに行けば、皆にとって一番よい状態で問題が解決できる。なにかに困るというのは、知らないからという場合が大いにあります。そんなとき、自分だけで解決できないこともたくさんあります。

治療に限らず、日常生活において不便なことや悩みがあったら、ぜひ、声をかけてください。一緒に解決の道のりを、歩んでいきましょう。

交通事故の後遺症を甘く見ないでしっかり治療してほしい

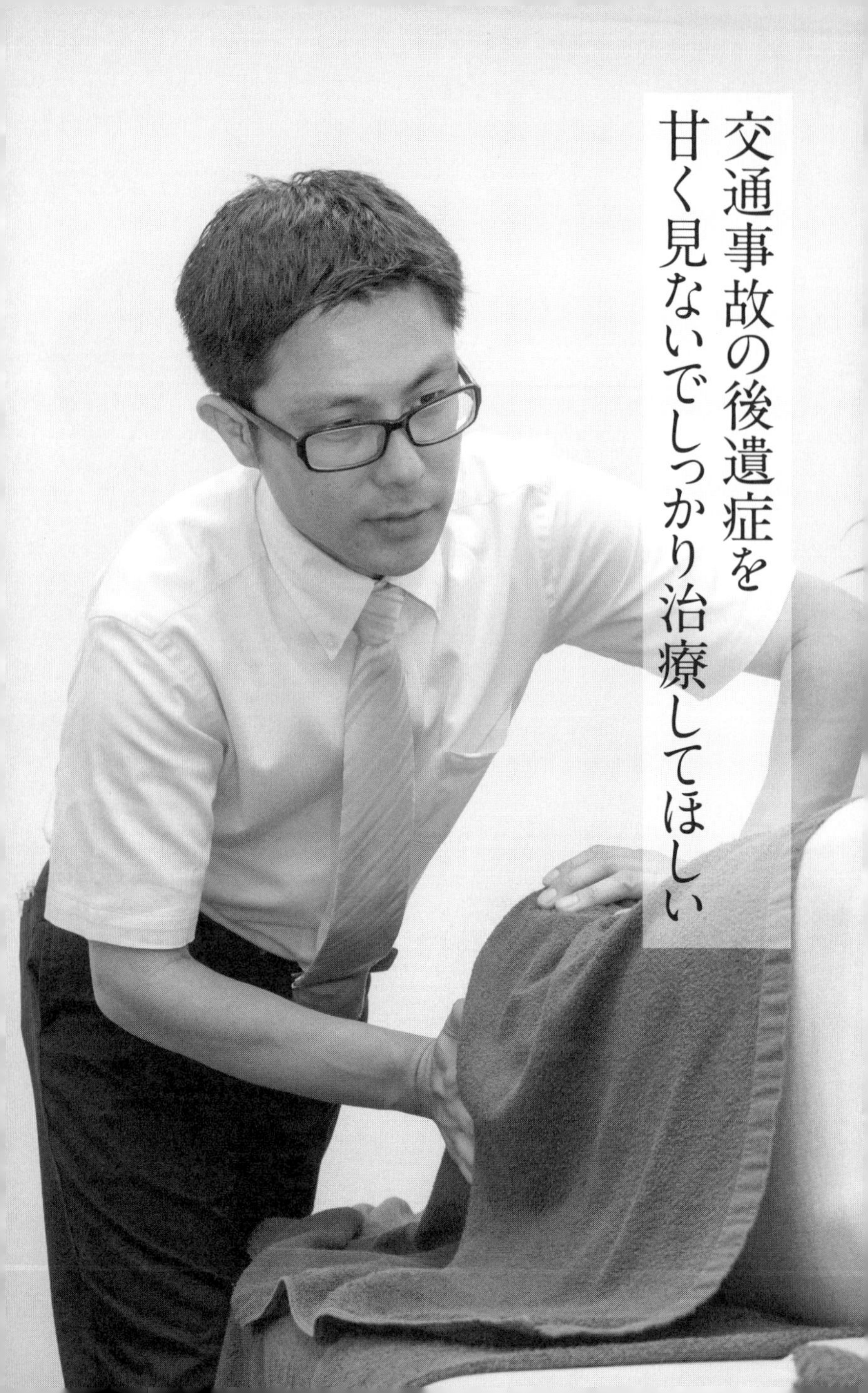

16・KARADA整骨院

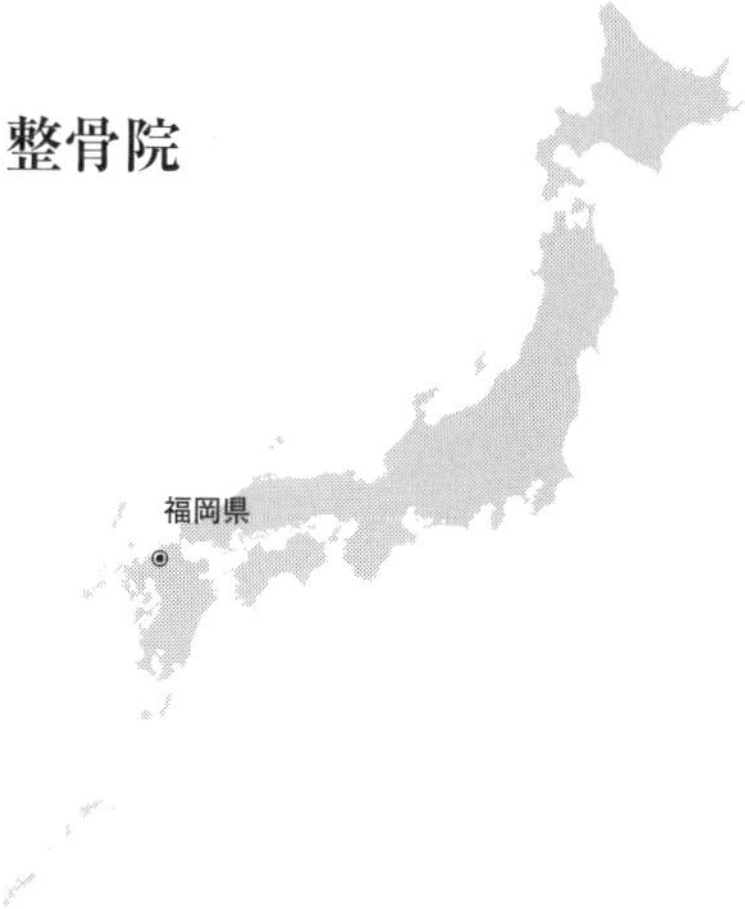

野中　佑亮

(のなか・ゆうすけ)

KARADA整骨院 院長

学生時代に野球で痛めた肩を、整骨院で治してもらったことをきっかけに、治療家を目指す。
また、自身でも交通事故を2度体験。事故にあったすぐあとの手当てが、その後の生活に大きく影響を及ぼすことを実感。事故後の治療の大切さを訴え続ける。

連絡先

KARADA整骨院
〒812-0888　福岡県福岡市博多区板付7-8-59
tel. 092-515-5282
URL http://karadaseikotu.jimdo.com/

診療時間

午前：9時～14時
午後：4時～8時
(土曜日は9時～15時)

休診日

毎週水曜日午後、日曜日、祝日。

交通事故に2度あった経験がある

実は私も、交通事故には2度あっています。

1度目は19歳のとき、車の助手席に乗っていて、横からぶつけられてむち打ちになりました。

2度目は21歳のとき、交差点で右折するときに、直進車にぶつかったのです。

当時は、治療にかんしての知識は皆無に近く、「痛みがなくなれば大丈夫だろう」とほうっておいたら、後遺症に悩まされるようになってしまいました。

今は、スタッフに治療をしてもらっていますから、普段は問題ありません。ですが、それでも長年、なにもしてこなかったツケがまわり、天気が悪いときなど、まだ首がこったり、痛んだりすることがあります。

交通事故の症状で一番多いのは、むち打ちです。

当院では、むち打ちの患者さんのために、「首と肩」に特化した治療も行っています。

むち打ちの後遺症は、事故直後に的確な治療をすれば、必ず防げます。

私のような思いをしないためにも、事故にあったら、大きな外傷や痛みがなく、たとえレントゲンで「問題がない」と言われても、必ず一度は治療院を訪れ、問題がないか、全身をチェックしてもらうようにしてください。

また、私は自身の経験から、以前にきちんとした治療をせず、後遺症が出てしまった場合の対処の仕方もわかります。その人に合わせた治療を施し、さらに後遺症を出にくくする、ストレッチなども指導していますので、後遺症が出た方でもあきらめないで相談していただけたらと思います。

私が「首と肩」を重視する理由

私は、交通事故でむち打ちになった患者さん以外でも、首と肩の改善を重視しています。もちろん、骨盤や背骨も、人間の骨格で大切な部分です。とくに姿勢を正しくすることは、あらゆるトラブルを解消することにつながります。

しかし、肩以外の関節は、骨に溝があってしっかりとはまっていますが、肩関節というのは、骨同士は浅い接触で、細かい筋肉で守られているため抜けやすく、脱臼していても気づかない人もいるくらい、外れやすいものなのです。

もちろん、しっかりとはまっていないため、360度回転して、動かしやすいという利点もあります。ですが、まわりをサポートする筋肉のバランスが崩れると、動かなくなったり、痛みが出たりしやすくなるのも肩なのです。

四十肩、五十肩と呼ばれる症状も、この肩まわりの筋肉や関節のずれが原因です。

また、肩まわりの不調をほうっておくと、首もこってきたり、しびれが出たりもします。首や肩に違和感を覚えても、「単なる寝違えだから……」と、そのままにしないで、きちんとケアしてあげてほしいものです。

カッターシャツにネクタイで白衣は着ないのが流儀

首や肩まわりの痛みや不調はもちろん、全身どこの部位でも、トラブルの原因は、その場所にあるとは限りません。

トラブルを引き起こした、ほんとうの原因や治す糸口を探るためには、患者さんの日常生活に踏み込んで、話をさせていただく必要があります。

私たちは、効果を出すこと、そしてその結果を維持していただくことを前提に、施術を行いますから、リラックスして身体の悩みをお話しいただく必要があります。

そのために、私たちは、白衣を着用せず、全員がカッターシャツにネクタイで対応しています。白衣を着ていると威圧感を覚え、緊張する患者さんが少なからずいらっしゃるからです。

そのうえで、筋肉の動きなどを見ながら、いくつもの検査を行って原因を見極め、筋肉と関節のバランスをとることで痛みを取り除く「根本改善型整体」を施術します。

また、「根本改善型整体」では、痛みや不調の原因となる、ゆがみやクセの根本を解消。ベストな状態を維持し、通い続けなくてもすむよう、自宅でのケアやストレッチなどもお教えします。

ですから、何度か治療院に行っても「結局、もとにもどってしまった」「効果があったのは、そのときだけだった」という経験をお持ちの方でも、あきらめずに、新たな治療を試してほしいと思っています。

患者さんにとってもスタッフにとっても、理想の整骨院をつくる

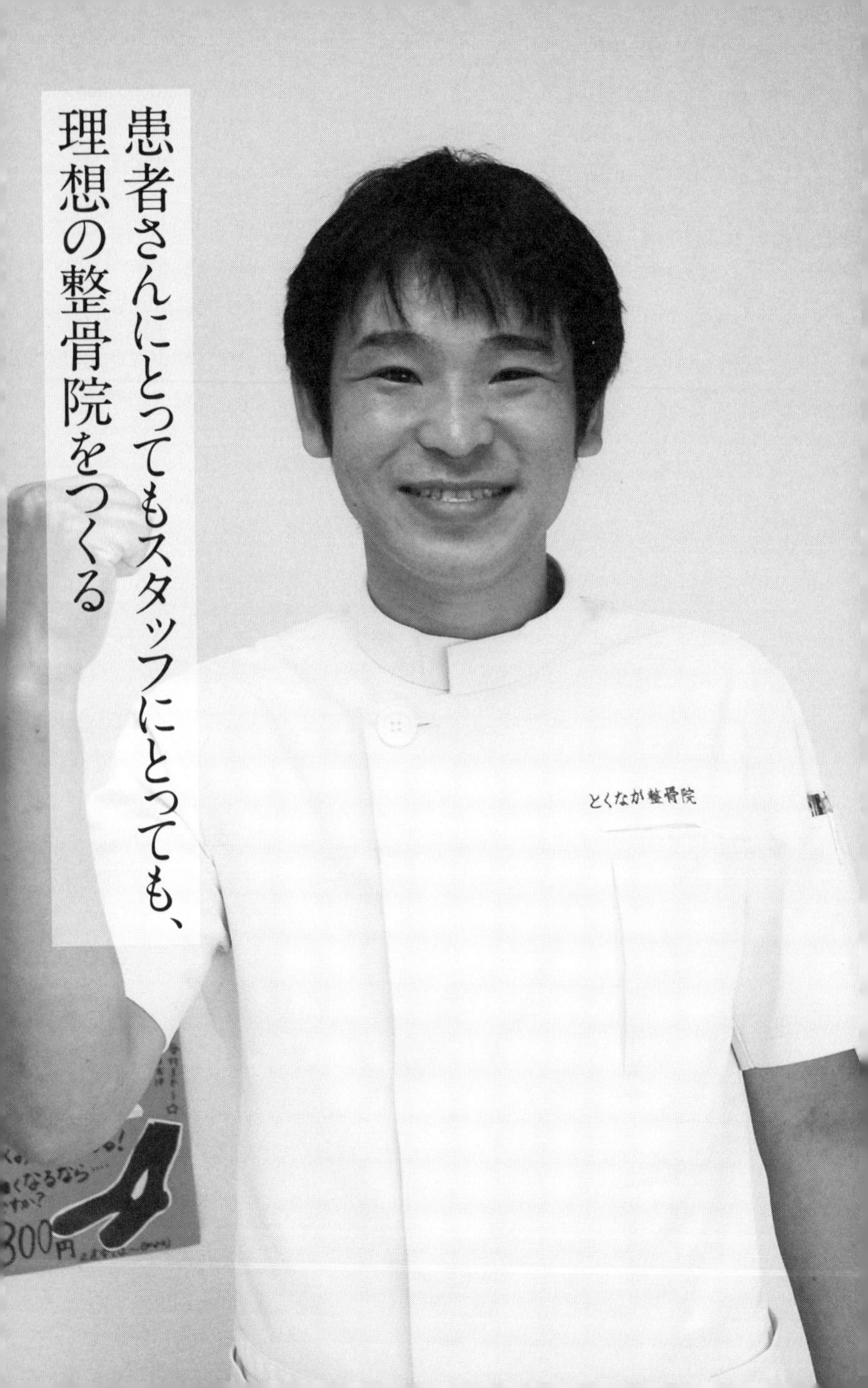

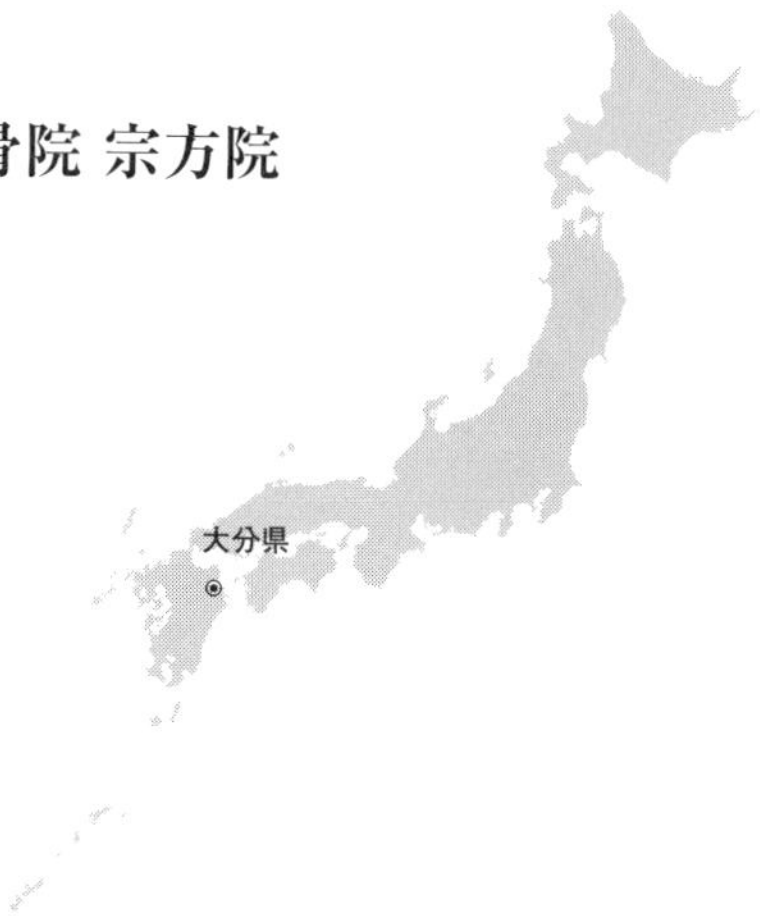

徳永 拓真

(とくなが・ひろまさ)

株式会社わ 代表取締役
とくなが整骨院 総院長

中学、高校と陸上部に所属。中学時代は、新聞に掲載されるほどの優秀な成績をおさめ、数々の全国大会にも出場。
しかし、高校でケガが続き、まったくいい成績を残せず大きな挫折を味わう。その経験から、自分と同じようにケガで苦しみ、結果が出せない人を救いたいとこの道に進む。

連絡先

とくなが整骨院 宗方院
〒870-1152　大分県大分市上宗方647-4
植田トライアル近く ローソン横
tel. 097-574-4152
fax. 097-574-4152
email : tokunaga.munakata@gmail.com
URL http://www.tokunagaseikotsuin.com/

診療時間

午前：9時～13時
午後：4時～8時

休診日

毎週水曜日午後、土曜日午後、日曜日、祝日。

交通事故にあったときは、車の修理まで面倒みます

患者さんで「交通事故のプロ」は、おそらくいないはずです。なぜなら、交通事故というのは、ほとんどの人が一生に1～2度経験するかしないか、というものだからです。だから、事故にあうと、やるべきことが多いのに戸惑い、どうしていいかわからなくなる。そんなときは、まず当院の交通事故専門スタッフにご相談ください。

面倒な保険会社との交渉のやり方から始まり、警察や役所の対応も熟知しています。また、必要であれば、提携している弁護士を紹介できますし、さらに私たちは、治療院業界では珍しく、車の修理やメンテナンスができる設備とスタッフがいる車屋さんとも提携しており、代車の手配などの車の悩みもご相談いただけます。

もちろん、治療の面でも、交通事故専門のメニューがあり、とくにむち打ち専門の治療法では、92・8％の高い治癒率を誇ります。

交通事故で一番多い症状である、むち打ちは、いっけん単純なケガのようですが、実は深部にある筋肉に損傷が起きていることが多いもの。専門の施術で丁寧に治療しないと、そのときの痛みは消えてもぶり返したり、いつまで経っても後遺症に悩まされたりするこ

となります。

私たちは、交通事故の患者さんに限らず、一人ひとりの症状に合わせた、オーダーメイドの治療を得意としていますので、あなたの悩みをできるだけ早く解決する治療をご提案します。

「ここなら一生勤めたい!」と思われる整骨院をつくる

中学から陸上競技を始めた私は、成績が伸びるのがうれしくて、熱心に練習を重ねました。すると、高校に入るころには、無理がたたって足や腰などあちこちに、ケガや故障を抱えます。

思い悩んであちこちの治療院に通ったおかげで、なんとか卒業までは陸上競技を続けることができました。でも、果たして「100%の力を発揮できたか」というと、残念ながらそうではありませんでした。そこで私は「選手たちに自分と同じ思いをさせたくない」と感じ、治療家の道を志すことに決めたのです。

ところが、柔道整復師になり、実際に自分が整骨院で働き始めたとき、整骨院業界の実態にあぜんとしてしまったのです。なぜなら、この業界では1日の勤務時間が12時間を超えるのは当たり前、ボーナスも出ないし、有給休暇もない。社会保険にだって入っていないところがほとんど。

正直にお話しすると、「一生はここで働けないな」というような整骨院ばかりの業界だったのです。私は悔しかった。あれだけ憧れていた整骨院業界が、こんなにスタッフにつらい環境だったなんて……。

でもそのとき、思ったのです。

「ないなら、自分でつくればいい！」「誰が入っても、ここなら一生勤めたいと思われる整骨院を、自分の手でつくってやろう！」

その志を胸に「とくなが整骨院」を開業したのです。

業界そのものを変えていきたい

労働環境を整えることに力を入れたおかげで、今ではスタッフから私の願いであった、

「できるだけ長く勤めたい！」という声も聞かれます。とはいえ、まだ一生働けるには改善しなければならない点もたくさんあります。でも、生涯かけて働けるような職場を、整骨院業界でつくっていくために進化し続けようと思っています。

高校生のときに、この仕事を志したときから、治療家というのは「人を健康で幸せにする素晴らしい仕事」だという気持ちは変わりません。

でも、まだまだこの業界では、雇われているだけでは食べていくのがやっと。独立しなければ、まともな生活は送れない。そんな状況を、変えていきたい。

私の治療院で働くスタッフが喜んでいるだけではダメなのです。

この仕事にかかわるすべての人が、整骨院と治療家という仕事を愛し、働くことに喜びを感じる。そして、この仕事をする人すべてが、満足しプライドを持って、最高の治療とサービスを患者さんに提供する。

それが当たり前になるような、業界になるために、私はその整骨院の理想のモデルをつくろうと思い、そのために、日々できることを積み重ねていきたいと思っています。

日本初の仕組みで、事故後にも最高の治療とサポートを提供する

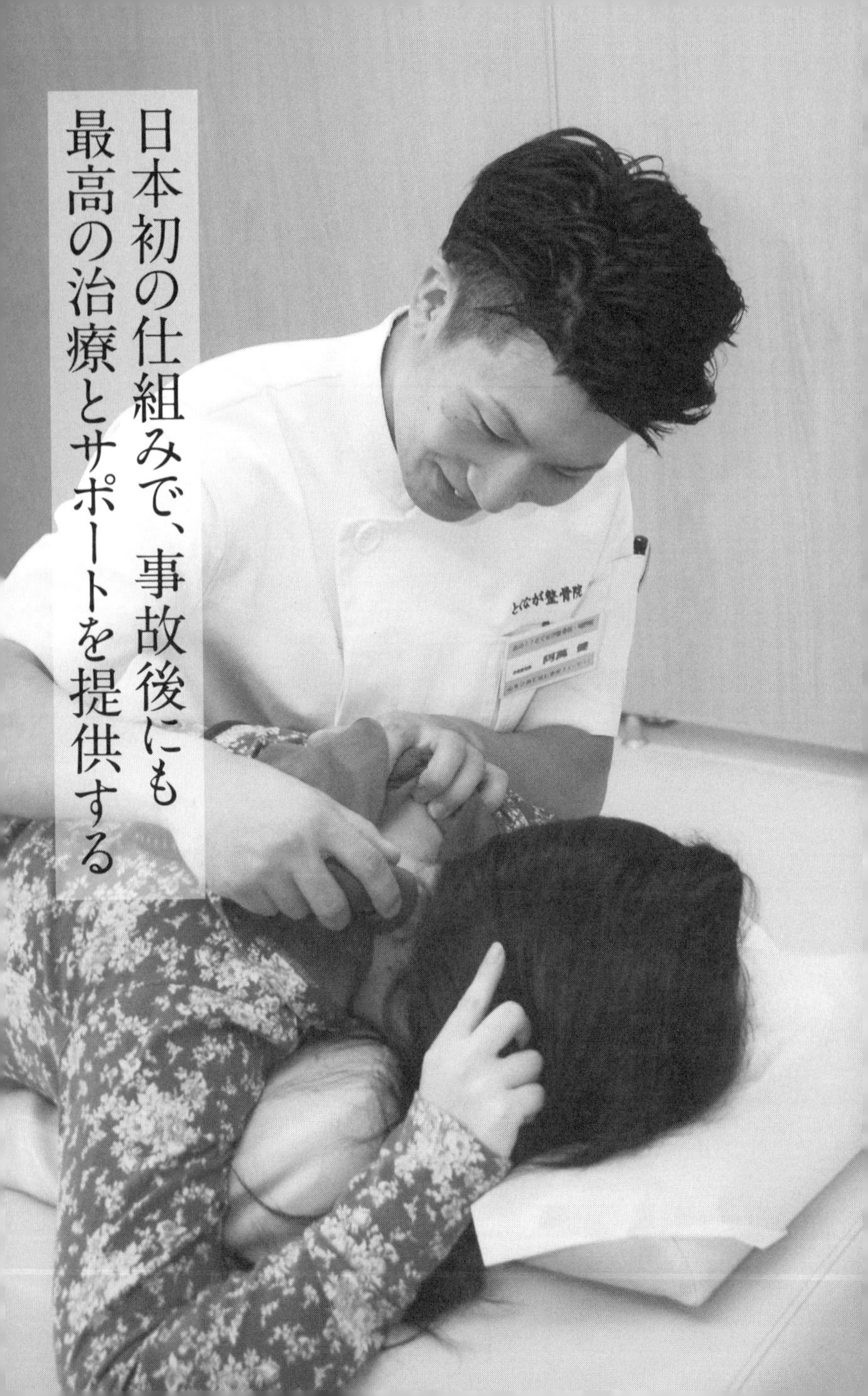

整骨院ベスト22 / 18・とくなが整骨院 明野院

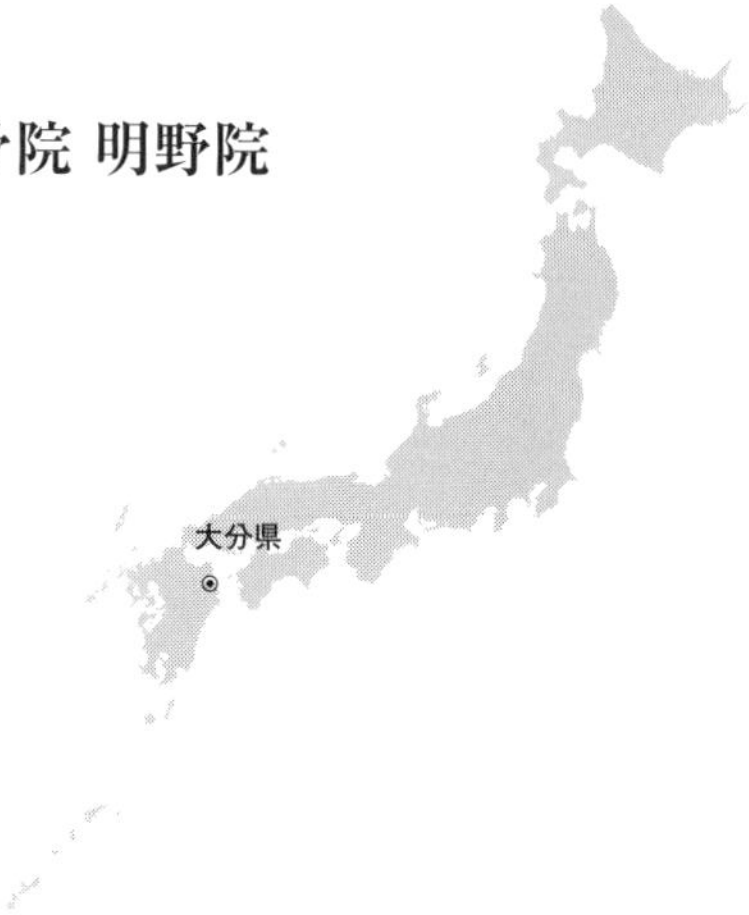

徳永 拓真

(とくなが・ひろまさ)

株式会社わ 代表取締役
とくなが整骨院 総院長

中学、高校と陸上部に所属。中学時代は、新聞に掲載されるほどの優秀な成績をおさめ、数々の全国大会にも出場。
しかし、高校でケガが続き、まったくいい成績を残せず大きな挫折を味わう。その経験から、自分と同じようにケガで苦しみ、結果が出せない人を救いたいとこの道に進む。

連絡先

とくなが整骨院 明野院
〒870-0134　大分県大分市猪野1622-1
tel. 097-503-5670
fax. 097-574-5787
email : tokunaga.akeno@gmail.com
URL http://www.tokunagaseikotsuin.com/

診療時間

午前：9時～13時
午後：4時～8時

休診日

毎週水曜日午後、土曜日午後、日曜日、祝日。

しっかりしたカウンセリングで後遺症のない事故治療を実現

当院ではなによりも、施術前のカウンセリングを大切にしています。なぜなら私たちは、どんな治療でも「患者さんの心を開いてからでないと、メッセージはしっかりとは届かない」と考えているからです。

とくに、交通事故にあわれた患者さんは、思いもよらないできごとに、不安を抱えています。疑問や心配を解消しなければ、治療の効果は確実にダウンします。

信じられないかもしれませんが、実際に、治療をする前のカウンセリングで、心のこわばりが取れた方は、その場で痛みや症状が消えてしまうこともあるくらいです。

もし「ゴッドハンド」と呼ばれる、カリスマ的な治療家に「話をまったくせずに、治すことができるか？」と聞いてみたら、100人中100人が「できない」と言うはずです。

それほど、コミュニケーションというのは、大切な治療の一部なのです。

ですから私たちは、「悪いところではなく、患者さん自身を見ること」、そして「この〝症状〟を治すのではなく、この〝人〟を治す」という気持ちを、常に持つようにスタッフに話しています。そうすることで、ほんとうは患者さんの痛みがどこからきているのか、脳なのか心なのか、などといったことが見えるようになってくるのです。

そのうえで、一人ひとりに合わせた、オーダーメイドの治療法を提案する。

そうすることで、しっかりと根本から原因を取り除き、後遺症のない、交通事故治療が実現するのです。

コミュニケーションがうまくできるようになる社員教育

こうした考えから、当院のスタッフは全員が、心理カウンセラーのように、患者さんの心を見つめたコミュニケーションができるように教育します。

入社当初の3カ月間のプログラムを始めとし、毎週のようにある研修。加えて毎日、朝礼と終礼で、一人ひとりの意見を聞くなどして、1対1だけではなく、たくさんの人とも上手に心を通わせることができるよう、トレーニングするのです。

また私たちは、治療をする前に「いかに患者さんの気持ちを前向きにするか」に力を注ぎます。そのため「今日は、どこが具合が悪いのですか？」といった、悪いところを意識させる話し方はしません。

「最初の痛みが10だったら、今はいくつですか」「どこがよくなりましたか」といった、いいところ、よくなったところに目を向けていただく、コミュニケーションをするのです。それはどうしてかというと、治療というのは基本的に「自然治癒力を高めるもの」だからです。気持ちが「あそこが痛い」「ここも痛い」「身体がつらい」と、ネガティブになってしまうと、自分でよくなろうとする力が発揮しづらくなるのです。

日本唯一のシステムで交通事故問題を素早く解決

当院には交通事故専門のスタッフがおり、事故にかかわるあらゆること、保険会社との交渉から、弁護士の紹介、車の修理から代車の手配まで、すべての悩みに応えます。このスタッフは、治療にはかかわりません。中立の立場ですから、患者さんも、あれこれ質問したり希望を伝えたりしやすいですし、冷静な立場で患者さんのためになる方法を提案できます。

このシステムを採用したのは、日本で唯一と言えるでしょう。

また、交通事故に限らず、痛みや不調を抱えて、どうしたらいいのかわからず、悩んでいる方は、世の中にたくさんおられます。私も以前は、スポーツで故障して整形外科や病院に行っても、手術をしないなら、痛み止めしか出してくれないという状況で、困った経験があります。

でも、痛みを治してくれるのは、病院だけではないのです。「しかたがない」とあきらめていた症状が治った、どこへ行っても何ともないと言われていたのに、治療したら改善した、などという患者さんが、当院には多くいらっしゃいます。

私たちに、あなたの痛みを取るお手伝いをさせてください。

そして、この地域から始まり、日本中に、どんどん笑顔になる人を増やしていきたいと思っています。

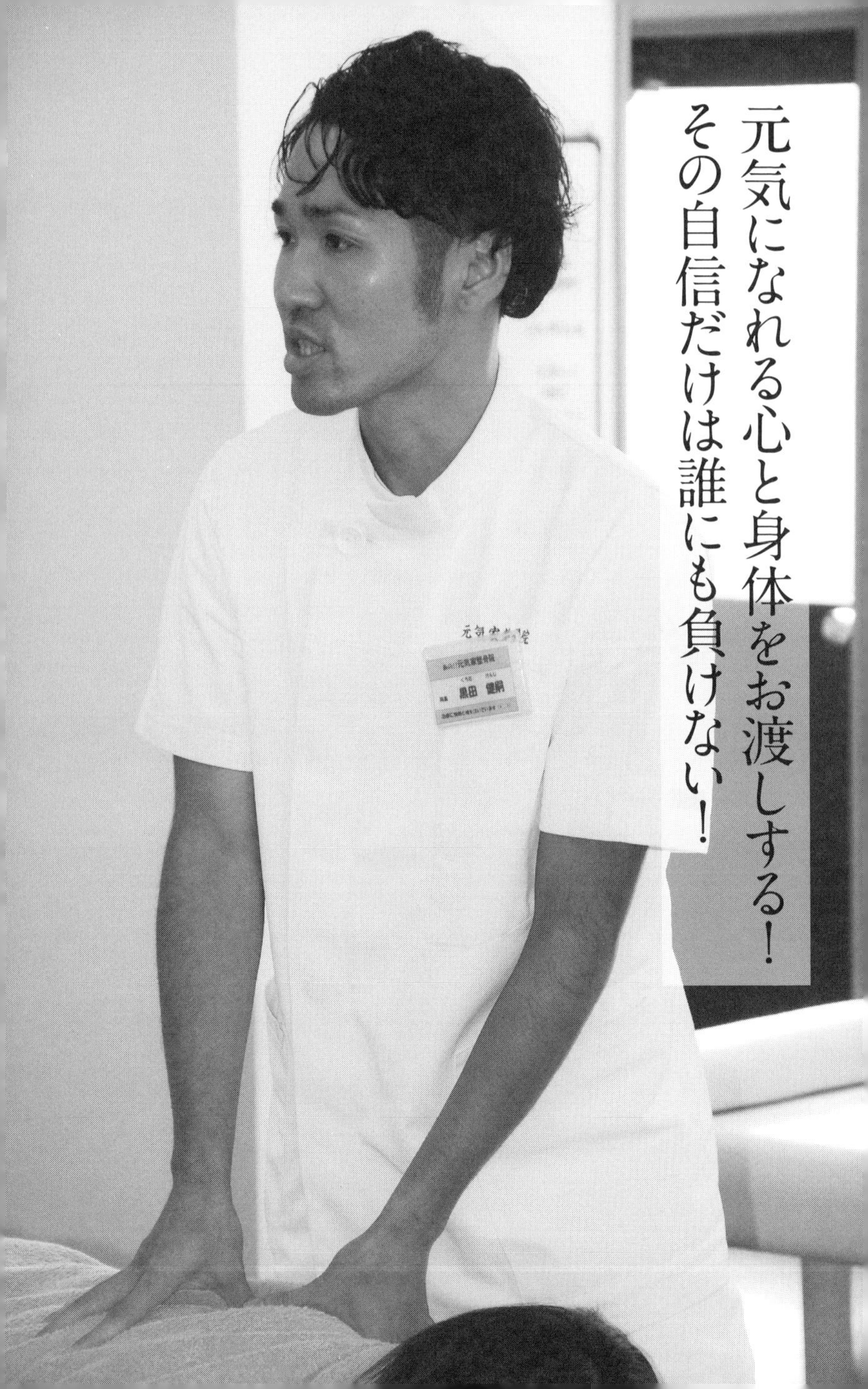

元気になれる心と身体をお渡しする！
その自信だけは誰にも負けない！

19・元気家整骨院

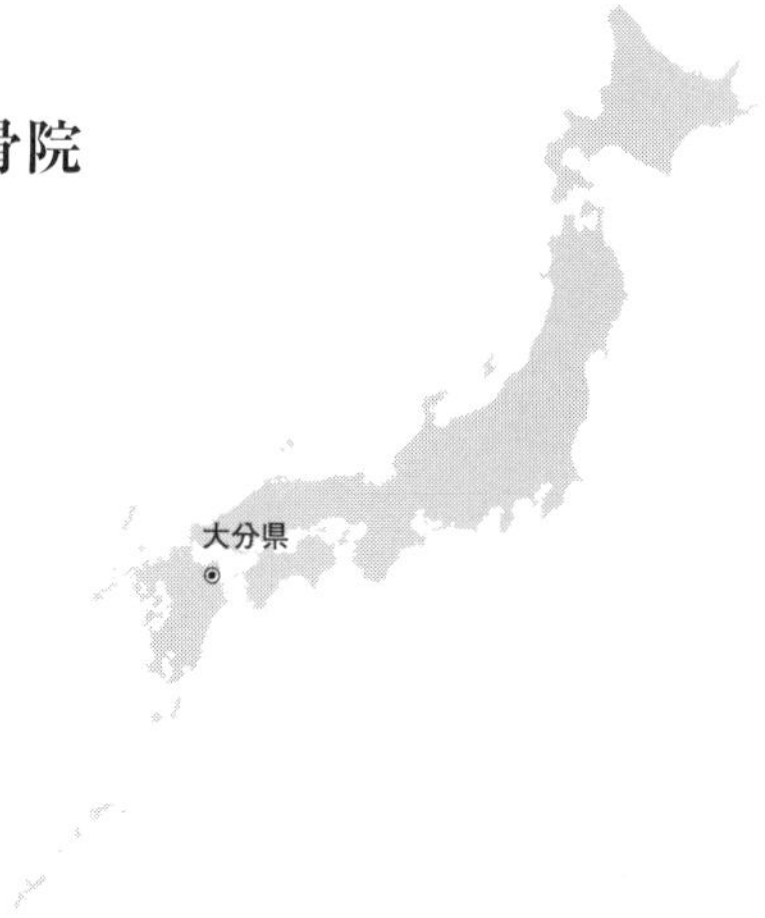

黒田　健嗣

（くろだ・けんじ）

元気家整骨院 院長

深夜まで働く仕事で、身も心もぼろぼろになり、治療院で治してもらった経験から、この道を志す。
自身も交通事故にあったことがあり、交通事故のダメージで苦しむ人たちは、「元気家整骨院」の卒業生として、元気に活躍してほしいと願う。

連絡先

元気家整骨院
〒879-1500　大分県速見郡日出町3885-5
tel. 0977-75-8765
fax. 0977-75-8765
email : genkiya.hiji@gmail.com
URL http://genkiya-hiji.com/

診療時間

午前：9時～12時半
午後：3時半～8時
（土曜日の午後は3時半～7時）

休診日

毎週木曜日、水曜日午後、日曜日午後。

交通事故の後遺症やあとからの痛みが出にくい身体をつくる

交通事故で強い衝撃を受けると、骨にゆがみが生まれます。ただ、ゆがみは外傷でもないですし、「骨の異常」として、レントゲンに写るわけではありません。しかし、このゆがみを早期に取り除かないと、のちに後遺症に苦しむことになってしまいます。

交通事故で一番多い症状といわれる「むち打ち」も、微妙なゆがみが原因で、「病院に行ったときは何ともなかったのに……」と、あとからの痛みが生まれることが少なからずあります。

私たちは、頸椎、胸椎、腰椎、骨盤などのゆがみを矯正し、痛みの根本を取り除く治療で、交通事故にあった患者さんを、可能な限り早く、そして事故にあう前よりも健康な身体にしていきます。

また、ほかの治療院では「症状」に関心は持っても、その「人」には興味を持たない、先生やスタッフが大半です。一方私たちは、一人ひとりに関心を持ち、話をじっくり聞きます。そして、なぜ悪くなったのかを突き止めるのです。

そして原因を解明したら、患者さんの望む成果につなげ、身体と心を同時に治癒させることで、本人が願った以上の成果を導きだします。

「整骨院のディズニーランド」を目指している

実は私は、整骨院を始める前は、飲食業界で働いていました。

連日、夜遅くまでの仕事で疲れ果て、身体がぼろぼろになったと感じたときに、ふと、ある治療院に行ったのです。すると、数回通っただけで、驚くほど身体が軽くなりました。そのうえ、元気になると、気持ちまで明るくなります。前向きに変わった自分を見て、家族まで笑顔が増えてきたことで、健康の大切さを実感したのです。

実際に整骨院に勤務するようになってからも、「健康が人生を変える」ことを、痛感するできごとに何度も出合いました。

あるときは、足を引きずり、暗い面持ちで来院された患者さんが、悩みをうかがい、治療をしたことによって、帰りにはニッコリと笑ってくれました。

また、別のときには、腰が半分曲がってきた人が、帰りにはスキップをして帰っていく。そして、また私に会いに来てくれる。患者さんに喜んでもらい、頼りにされるようになると、「自分には、この仕事しかない」と、確信するようになったのです。

元気家整骨院では、確固たる治療技術はもちろんのこと、そのうえで「整骨院のディズニーランド」のような空間を目指しています。「あそこに行くと、気持ちから元気になる」「楽しくなる」と言われるよう、さまざまな工夫をしています。

細かいことですが、治療の会話も「痛みはどうですか」と聞くより「最初と比べて、少しでもいい状態を保てていますか？」とポジティブな言葉を使う、患者さんが入ってきたら挨拶をする、などを全員に徹底しています。

また、自分たちも楽しめるよう、ミーティングでコミュニケーションをとったり、年に1～2回、仮装するイベントを行ったりもしています。

とくに交通事故の患者さんは、何度も顔を合わせて仲良くなり、心のケアもすると、治りが早いことを感じています。

「ここに来たら元気になれる」と全員に言われたい

私は普段から、新しい治療法などの本を読み、休みの日にはほかの治療院やセミナーに出かけ、さまざまな技術を学んでいます。

そして、週2回、治療が終わったあと、スタッフと技術の勉強会をしています。

なぜそうして、毎日治療のことを考えてがんばれるかというと、「ここに来たら元気になれる」と患者さんに言われることが、なによりの喜びですし、治療院に来るすべての患者さんに、そう思ってほしいからです。

人に頼りにされると、自分の存在する意義を感じ、幸せになります。

もっともっと、治療技術やコミュニケーション力を磨けば、もっと頼りにされる。そうすれば、自分ももっと幸せになる。

私がもっと幸せになれば、家族やスタッフも、もっと幸せになる。

そうして、この治療院から始まる、幸せの輪が広がり、皆が元気でイキイキと過ごせるようになってほしいと思っているのです。

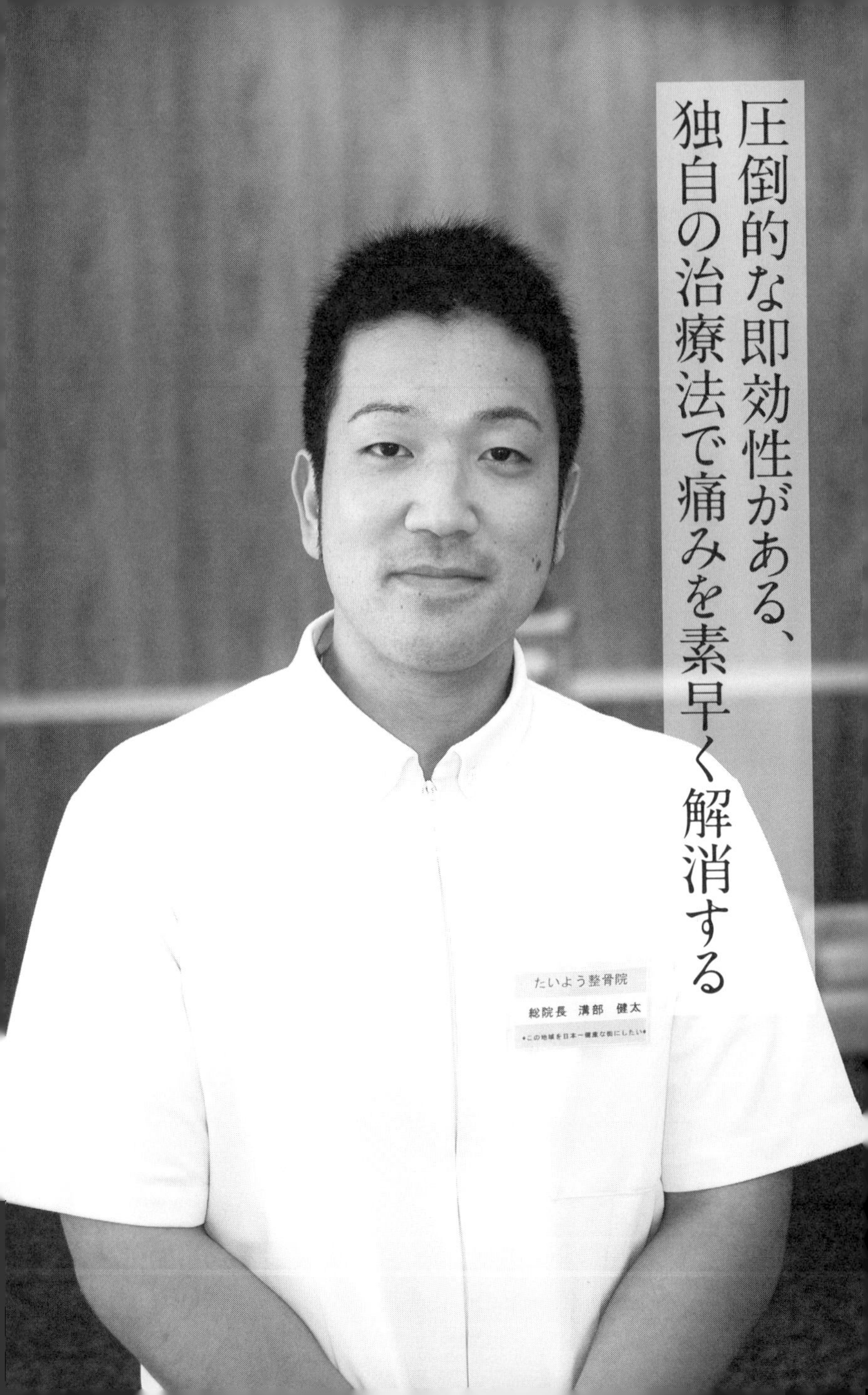

圧倒的な即効性がある、独自の治療法で痛みを素早く解消する

整骨院ベスト22

20・たいよう整骨院

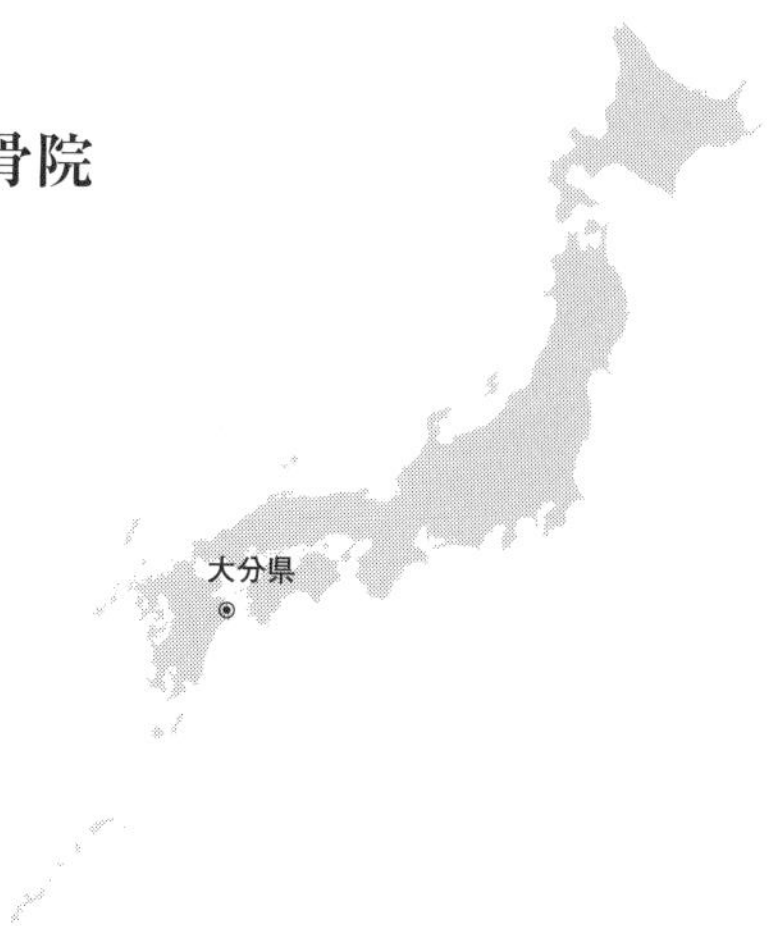

溝部　健太

（みぞべ・けんた）

たいよう整骨院 総院長

福岡の整骨院で3年、大分の整骨院で5年修業を積んだあと、大分県佐伯市にたいよう整骨院を開業。2年後に宮崎県日向市に、たいよう整骨院日向院を開業した。
「この地域を日本一健康な町にする」を合い言葉に、スタッフ育成や患者さんへの施術に励んでいる。

◆たいよう整骨院

連絡先

〒876-0047
大分県佐伯市鶴岡西町2-164
コスモタウン佐伯マルショク前
tel. 0972-28-5825
fax. 0972-28-5825
email : taiyoseikotuin@gmail.com
URL
http://www.taiyouseikotuin.com/

診療時間

午前：9時～13時
午後：4時～8時

休診日

毎週水曜日午後、木曜日、
日曜日午後、祝日。

◆たいよう整骨院 日向院

連絡先

〒883-0021
宮崎県日向市大字財光寺3247
マルイチ財光寺店敷地内
tel. 0982-57-3955

診療時間

午前：9時～12時半
（水曜日、土曜日は9時～13時）
午後：3時～7時半

休診日

毎週水曜日午後、土曜日午後、
日曜日、祝日。

「絶対に治してやるからな」と言ってくれた先生に憧れて

私は高校生のとき、部活で毎日、ラグビーに明け暮れていました。

ところが、高校最後の大会を4カ月後に控えたある日、鎖骨を骨折。整形外科に行っても「治るまでに半年かかる」と言われ、復帰は絶望的と思われました。

しかしそのとき、関係者から、柔道整復師の資格を持つスポーツドクターを紹介され、半ばあきらめながらたずねると、なんと「絶対に、大会までに治してやるからな！」と言ってくれたのです。

その言葉を信じて、言われるとおりに、生活やトレーニングを改善すると、ほんとうにしっかりと動けるようになり、高校生活最後の大会に出場することができたのです。

健康で、あるべき状態になれば、毎日楽しく暮らせるし、やりたいことを叶えることもできる。私は「このドクターのように、人々を元気にしたい。そして、みんなが夢や希望を持って暮らしてほしい」と考え、治療家になることを決意したのです。

独自の背骨、骨盤矯正で根本から痛みを絶つ

スポーツでのケガ、身体の使い方のクセから来る痛みなど、治療に来られる患者さんの理由はさまざまですが、交通事故による痛みやむち打ちは、とくに早めに、根本的な治療を施すことが肝心です。

痛みがある部分だけに対処するのではなく、身体全体を見て、原因となっているところを治すことで、後遺症などを防ぐことができるからです。

私たちが行う、独自の背骨、骨盤矯正、そして整体マッサージなどを加えた治療は、しつこい痛みに圧倒的な即効性があり、一般に行われているものより、回数が少なく、早く回復させることができます。

また、交通事故による痛みに特化した専門の治療はもちろん、慰謝料や法的な手続き、そして、保険会社さんとの手続きなどのサポート体制が充実していることで、心理的な負担を取り去り、心も身体も素早く回復してもらうことが可能です。

治療だけではなく、いろいろな相談にのれるのも特徴

実は、身体の治療には「心」も深くかかわっていることが、科学的にも証明されています。身体だけをいくらよくしようとしても、心が置き去りでは、けっして痛みは消えません。

ですから私たちは、身体の治療だけではなく、安心できる空間と親身な対応により、交通事故の患者さんに限らず、すべての方が、心も元気になれることを目指しています。

当院の特徴は、カウンセリングにあります。

まず、初回に来院されたときは、オリジナルの問診票に記入してもらってから、30分以上かけて、ほんとうはなにを求めているのか、どうなりたいのかをうかがいます。

そのために、安心して話をしていただけるよう、常にスタッフ一同で、コミュニケーションの教材を使って、学び続けているのです。そのため、治療以外の相談にのることも少なくありません。

スタッフが日本一幸せになる治療院をつくりたい

治療院は、働いてくれるスタッフがいてくれるからこそ成り立ちます。

私が、目標としているのは、「働いてくれているスタッフが日本一幸せな整骨院」。

なぜなら、スタッフ一人ひとりが満足していれば、患者さんのためにがんばってくれる。

そして、患者さんが健康で、幸せになり、その結果、大分県佐伯市が、日本で一番健康な町になればいい。そう考えています。


治療院業界では、福利厚生が充実していないところも多いのですが、当院では、会社負担での、海外社員旅行、ボーナス、飲み会などにも力を入れています。

そして、スタッフの誕生日には必ず、そのスタッフが「今必要としているだろうな」と思う本をプレゼントすることにしています。

そして、共に「この地域を日本一元気な町に！」をモットーに、少しでも地域の方に元気とパワーを与えられるように、日々努力していますから、健康に不安があるときは、ぜひ、元気をもらいに来てほしいと思います。

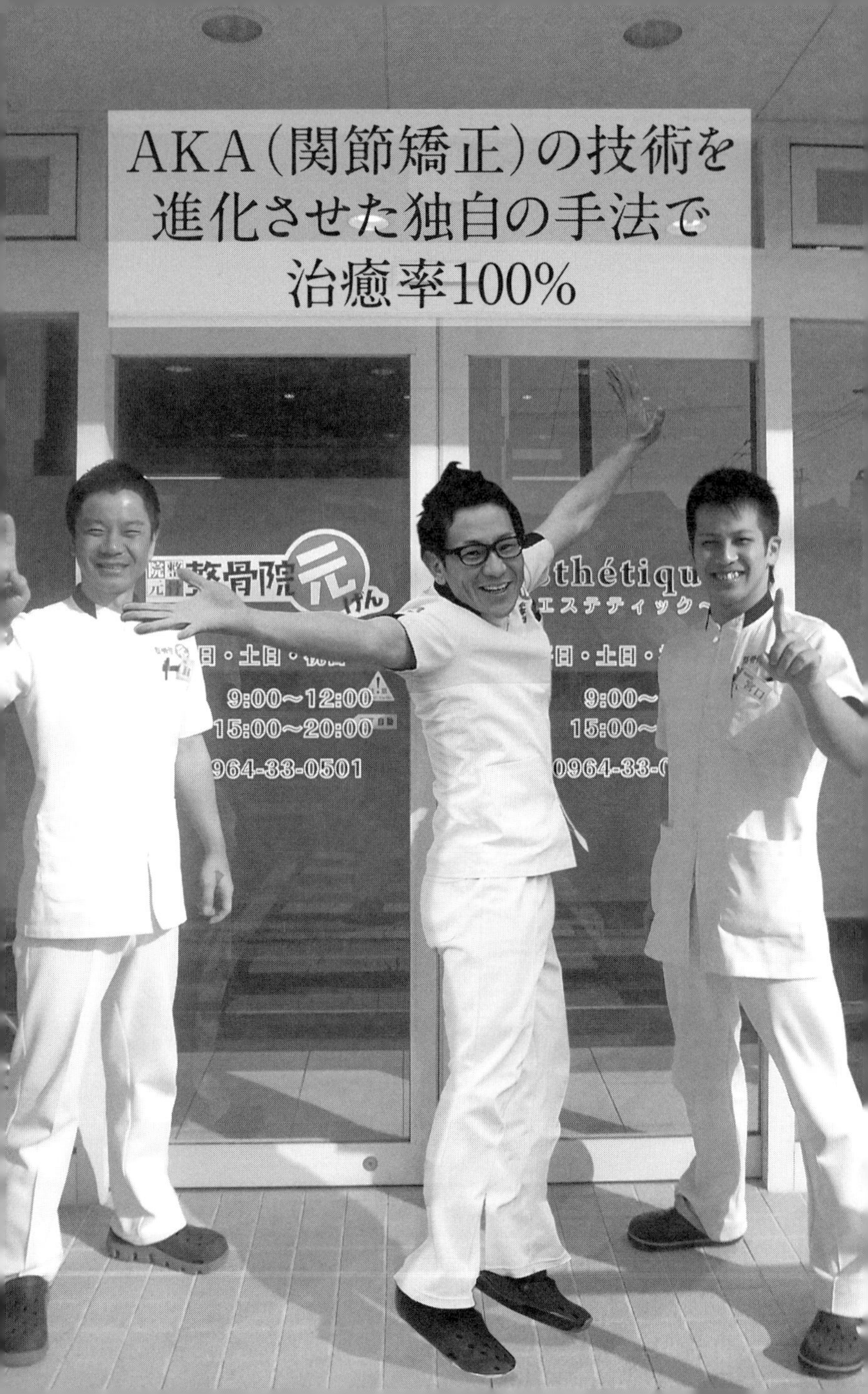
AKA（関節矯正）の技術を
進化させた独自の手法で
治癒率100%
整骨院元
9:00〜12:00
15:00〜20:00
0964-33-0501

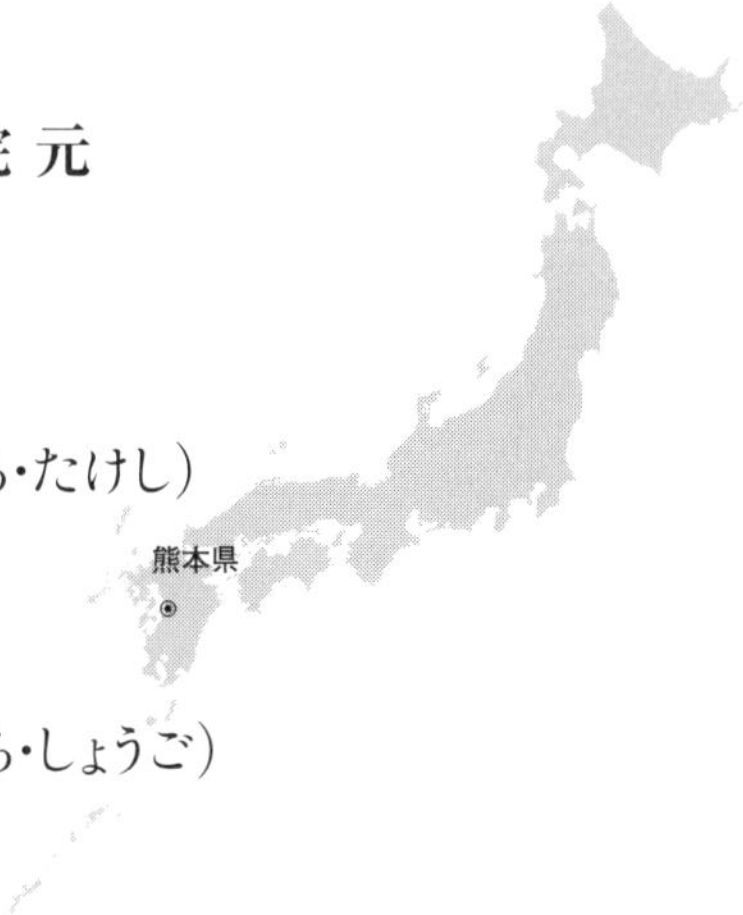

谷口 剛司（たにぐち・たけし）

代表

宮口 祥伍（みやぐち・しょうご）

院長

添島 康隆（そえじま・やすたか）

交通事故担当

患者さまを元気にするためには、まず自分たちがいつも感謝を忘れず心を豊かにすること、そして、スタッフが元気で楽しめる職場から、元気な身体と笑顔が生まれると考え、日々実践している。

連絡先

熊本整骨院 元
〒869-0511　熊本県宇城市松橋町曲野2319-3
tel. 0964-33-0501
fax. 0964-53-9680
URL http://seikotsuin-gen.com/

診療時間

午前：9時～12時
午後：3時～8時
（土日も平日と同じ）

休診日

お盆、年末年始以外、年中無休。

写真左から、交通事故担当・添島康隆、代表・谷口剛司、院長・宮口祥伍。

交通事故のトラブルはワンストップで解決（宮口祥伍）

交通事故は一生で何度も体験するものではありません。ですから、起きてしまったときに「どうしたらいいの？」と不安になるのは当然のことです。

「薬を飲んでも痛い」「見た目は問題ないのに、だるくて動けない」「病院では治ったと言われたのにつらい」といったことがあったら、１人で悩んでいないで私たちに相談してください。

交通事故の衝撃は、思った以上に激しく、ダメージを残します。

私たちは、ＡＫＡという関節矯正の技術に独自の工夫を加え、交通事故の患者さまの治癒率は、ほぼ１００％と、地域でナンバーワンを誇ります。

この独自の治療法で、身体の根本から改善し、事故による不調だけでなく、日頃の生活習慣から起きているトラブルも解決いたします。

また、交通事故という、思いもかけないトラブルで苦しむ患者さまを、全力でサポートしようと、私たちは、保険会社の手続き、示談交渉などのお手伝いもしていますし、希望があれば弁護士や自動車修理などもグループ会社で対応しています。
さらには託児ルームも完備し、専任のスタッフもいるため、お子さま連れでも安心です。ワンストップでなんでも解決できる体制を整えています。

日本一笑顔があふれる整骨院になりたい（谷口剛司）

私は学生時代、7年間相撲部に入っていました。ほかの選手に比べ、身体が小さかったため、ひざや腰を痛めることがよくありました。そんなとき、コーチに整骨院を紹介してもらい、通うようになったのです。

当時は、患者さまがいつも「先生、ありがとう！」と笑顔で帰っていくのが印象に残っていました。

結局、相撲は大学卒業と同時にやめ、人と話すのが好きだったため、医療関係の営業になりました。そして30歳になるころに、この先の人生を考えたとき、当時の思い出と「整骨院を開業したい」という気持ちが頭をもたげたのです。

その考えはどんどんふくらみ、ついに、いても立ってもいられなくなり、高校時代に通っていた整骨院を、再び訪れてみたのです。

10年以上も経つのに、その整骨院は変わっていませんでした。先生はちょっと老けていましたが、相変わらず患者さまはニコニコして「ありがとう！」と言っている。その光景を見たとき、「やっぱり自分がやりたいのは、これだ」と確信しました。そして、少しずつ準備を始め、35歳のときに開業することになったのです。

この、私が高校時代に通っていた整骨院の患者さまたちのように、笑顔があふれる整骨院にしたい。日本一、皆が笑顔になれる整骨院を目指したい。

そのためには、患者さまの身体だけではなく、心も癒さなければなりません。治療院に来るということは、どこかに不調を抱えているということ。

そんなときに、気分が前向きで明るい患者さまはいません。「身体だけでなく、心も元気にしてあげなさい」と、スタッフにはいつも伝えています。

理念を共有して前に進む

また、患者さまを笑顔にするには、スタッフも楽しみ、やりがいを持って働いていなければなりません。

私は最初のころは、思い入ればかりが強すぎて、自分の気持ちをまわりの人たちに押し付けていました。

あるときそれに気づき、きちんと理念を決め、将来のビジョンを共有することにしたのです。そして、自分の歴史や思いを何度も繰り返し伝えるようになると、少しずつですが、社員も心を開き、私の考えに同意してくれる人間が働いてくれるようになりました。そして、皆で一丸となって、前に進めるチームが形づくられてきたのです。


当院の理念の一つは「私たちは仕事を通じて、日本に愛と幸せ、元気を与える」ことです。その始まりが治療院であり、熊本です。自分たちの力で、人々を健康に、幸せにすることの喜びを日本全国に広げていきたい。

そのために、近い将来にはエクササイズや介護施設、筋力アップのためのスポーツジムを含む、複合施設の建設などへ向け、具体的にビジョンを共有し、スタッフ皆で日本中を笑顔にするよう、日々まい進していきます。

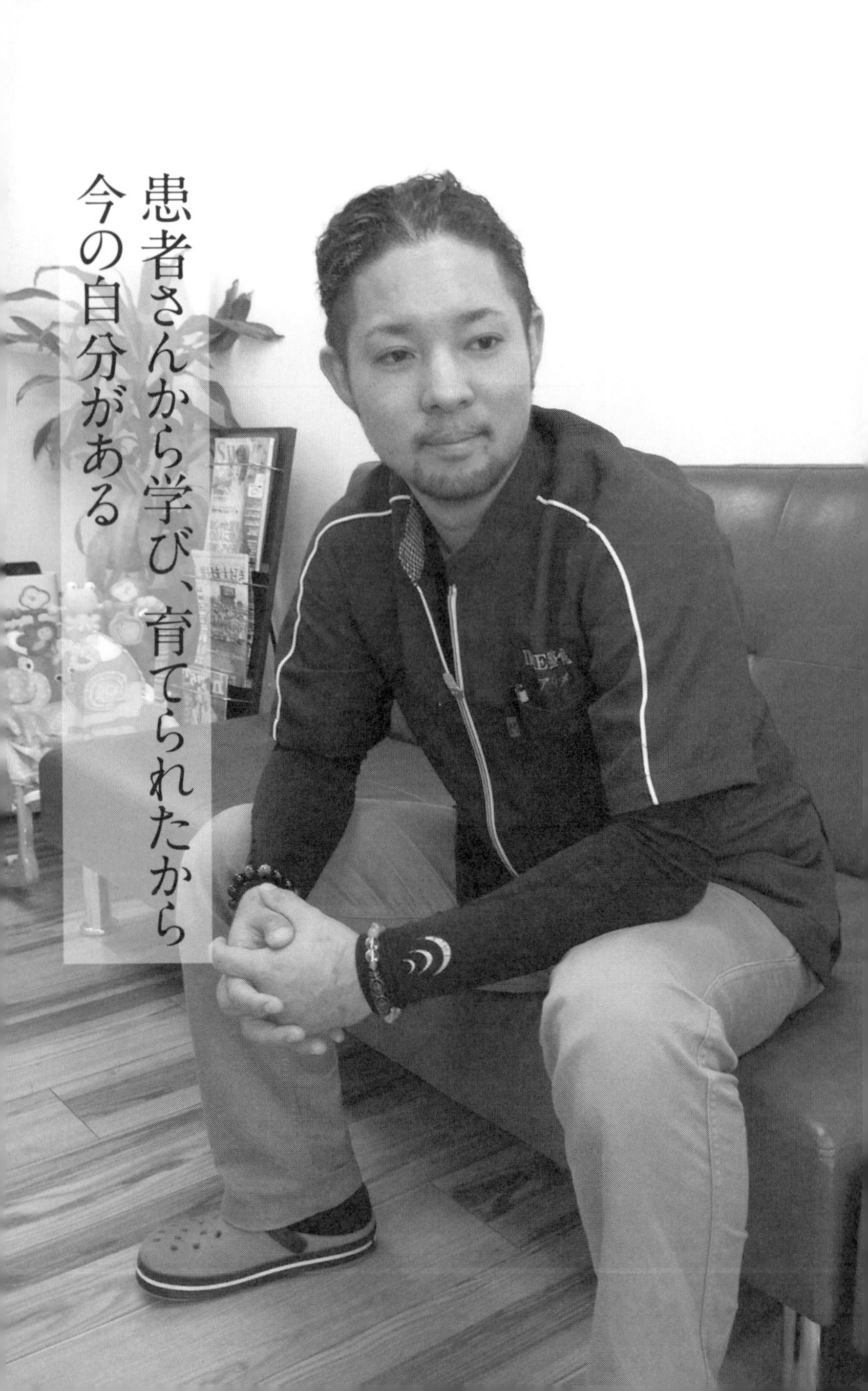

患者さんから学び、育てられたから
今の自分がある

整骨院ベスト22

22・沖縄アイリー整骨院

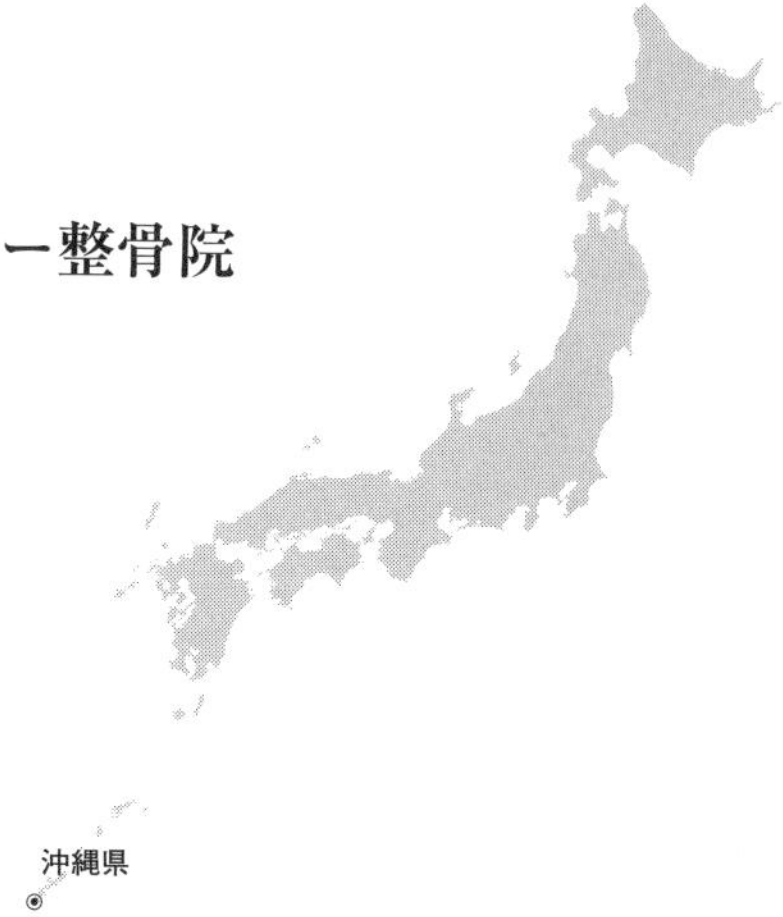

有銘 光

（ありめ・ひかる）

沖縄アイリー整骨院 院長

スポーツに明け暮れた学生時代にケガが多く、そんな自分を救ってくれた治療院の仕事で、「自分も人の役に立ちたい」と、治療家を志す。
両親が自営業のため、技術やコミュニケーション力を磨き、自分も独立したいと考えて、開業する。

連絡先

沖縄アイリー整骨院
〒901-0223　沖縄県豊見城市翁長829-2
サザンウインド26 E-2
tel. 098-987-4137
fax. 098-987-4137
email : irie.okinawa@gmail.com
URL irieoki.com

診療時間

午前：9時半～13時
午後：3時半～9時
（土曜日、祝日は9時半～14時）

休診日

毎週水曜日午前、土曜日14時以降、日曜日・祝日14時以降。

人間として向き合ってくれた先生に憧れて治療家に

私は学生時代、野球とボクシングをやっていたので、ケガや故障の絶えない毎日で、常に整骨院に通っていました。

そのとき、ずっと面倒を見てくれた先生が、ものすごくカッコよくて、その先生に憧れて、治療家になる決意をしたのです。

その先生が、どうカッコいいかというと、先生自身は野球の経験がないのに、私のために野球の勉強をし、「スイングや投球のときは、筋肉はこういう動きをするから気をつけたほうがいい」などとアドバイスをしてくれるのです。また、わからないことがあったら、「この動きのときは、どうなの？」と、子どもだった私にも、同じ目線で質問をしてくる。「先生」としてのプライドなんか持っておらず、人間対人間として、真摯《しんし》に向き合ってくれた、この姿勢に「自分もこうなりたい！」と思ったのです。

まだ生まれていない子どもの服まで編んでくれた患者さん

そして、18歳のころから、学校に通いながら、沖縄で3年間、そして東京でも4年近く整骨院で働きました。しかし、「同じ治療院にずっと勤めるより、自分に厳しい状態にしたほうが、成長できるだろう」と思い、沖縄に開業することにしたのです。

東京の整骨院で働いていたときのことです。

初めて院長を任された治療院に、いつも通ってくる70代のおばあちゃんがいました。その方は、歴代の院長を知っており、治療にも詳しいので、知識もスキルもない私に、しょっちゅうダメ出しをして、いろいろなアドバイスをしてくれました。

そのおかげで、少しずつ慣れてきて、認めてもらえるようになったある日、会話で生意気なことを言ってしまったのか、おばあちゃんは激怒し、帰ってしまったのです。謝罪の電話をしても出てくれないし、自宅に出向いても門前払い。

そんな状態が続いた半年後、おばあちゃんがふらっと来院されました。私は自分が担当させてもらい、非礼をお詫びすると、おばあちゃんは「怒っていないよ。ただ、このまますべてがうまくいき過ぎたら、あなたは天狗《てんぐ》になっちゃうからね。あなたに失敗してほしくないから、お灸を据えただけだよ。大事な孫みたいなものだからね」と、笑顔で言ってくださったのです。その後は以前のように、定期的に来院され、また以前のように、いろいろ助言をいただきました。

それから2年経ち、結婚と妻が妊娠したことを報告すると、ほんとうの家族のように喜ぶと同時に、「東京は寒いからね」と、妻の身体を心配し、手編みの腹巻きや子ども服まで手作りしてくださいました。

ところが、沖縄に帰る報告をした日は別でした。いつも笑顔のおばあちゃんが、すごく寂しそうな顔をして、無言で帰ってしまったのです。それから2カ月、パタッと来院されなくなり、電話を差し上げても出てくれませんでした。

そして、私の最後の出勤日に、おばあちゃんは突然来院され、私を呼び出して「これ、奥さんと子どもに。子どもが歩けるようになったら開けて」と言って、涙目で袋を差し出し、自転車で帰っていったのです。

あれほどお世話になり、アドバイスもいただいたのに、まともに会話も、目も合わせず帰ってしまった。でも、おばあちゃんなりの別れ方に、深い愛情を感じました。

公民館のように気軽に立ち寄ってほしい

当院は、姿勢、骨盤、O脚などの矯正治療を得意とし、交通事故で筋肉がこわばり、骨格がゆがんでしまった方も、根本から解決します。

と言っても、「患者さんと先生」ではなく、私が高校のときに憧れた、整骨院の先生のように、「誰でも自分の家族と思って治療をする」ことをモットーに、気軽に話をしていただけることを大切にしています。

身体がつらい方なら、どなたでも、沖縄の方言で「ゆんたく」（おしゃべり）しに来てほしいと思っています。ちょっとした世間話が、治療のきっかけになることもあります。そして、抱えているさまざまな悩みから解放されることで、患者さんが笑顔になり、内側から楽になっていただく。それが、当院の目指す治療です。

どんな症状でも、相談していただければ、必ず解決方法を探します。

公民館に行くように、気軽に立ち寄ってほしいのです。

そしてゆくゆくは、沖縄の整骨院をネットワーク化し、整骨院同士が、患者さんにとってベストな治療院を紹介し合える。そんなつながりをつくりたいと思っています。

〈著者略歴〉

徳永拓真（とくなが・ひろまさ）

1982年、大分県速見郡日出町生まれ。学生時代に、陸上競技の選手としての、ハードなトレーニングで多くのケガを体験。ケガや不調で持てる力を発揮しきれなかったという経験から、「スポーツを志す人に、同じ思いをさせたくない」と、治療家の道を志す。柔道整復師になり、整骨院に勤務し始めたとき、「世の中の人の健康のために尽くす」人たちが、長時間勤務や社会保険の不備などで、大変な思いをしている業界の実態に驚く。スタッフが喜び、「ここなら長く働きたい」「ここで患者さんを元気にしたい」と思える整骨院がないなら、自分で作ろうと決意。2007年（当時24歳）、大分県大分市に、「とくなが整骨院」を開院。その後、分院を増やしながら、日本一の整骨院の理想のモデルを作ることに力を注ぐ。

病院に見放された痛みの9割は
整骨院で完治する

2015年1月25日　第1刷発行

著　者　徳永拓真
発行人　見城 徹

GENTOSHA

発行所　株式会社 幻冬舎
〒151-0051　東京都渋谷区千駄ヶ谷4-9-7

電話　03(5411)6211(編集)
03(5411)6222(営業)
振替00120-8-767643
印刷・製本所：株式会社　光邦

検印廃止

Printed in Japan
ISBN978-4-344-02719-0　C0095
幻冬舎ホームページアドレス　http://www.gentosha.co.jp/

この本に関するご意見・ご感想をメールでお寄せいただく場合は、
comment@gentosha.co.jpまで。